スーパーで買っていい食品買ってはダメな食品

食の現場のホントのところがわかる本

河岸宏和
食品安全教育研究所代表

JN180457

さくら舎

はじめに

あなたと、あなたのいちばん大切な人の健康は、「十分な睡眠」「適度な運動」「安全でおいしく、栄養のある食事」の三本柱で支えられています。とくに食事に注意されている方は多いと思います。安全でおいしく栄養が充分な食事は、調理する素材を選ぶ必要があります。大切な人の健康を考えたとき、食材を選ぶ判断基準は価格だけではないと思います。

このスーパーで売っているものならば大丈夫だと思うのではなく、買う側の私たちが真剣に食材について考えることで、より安全で、よりおいしく、より栄養があるものを選ぶことができるはずです。

スーパーに行けば必ず購入する「卵」で考えてみます。

日本の法律では、「国産」表示と、卵を洗って大きさを選別して包装した場所の住所、選別者表示をおこなえば、どこの農場でいつ産卵したかの表示はしなくてもいいことになっています。一方、卵が潜在《せんざい》的にもっている「サルモネラ菌《きん》」による食中毒は、産卵後すぐに冷蔵保管、冷蔵販売することで発症を防ぐことができます。

みなさんがいつも利用する卵売り場は、冷蔵で販売されていますか。パックされた卵には、採卵農場名、産卵日が記載されていますか。

日本の法律上記載する必要がなくても、私たちは、いつ・どこで産卵されたものかを気にとめ、冷蔵販売されている売り場で買うべきです。いつも買い物をする売り場が私たちが満足する売り場になるように、売り場の店員に声をかけることが大切です。

安全な食材だけでなく、さらにおいしい食材を選ぶことも大切です。

おいしい枝豆を食べるためには、収穫後すぐに茹《ゆ》でることが大切です。

また、農家の方が収穫後、房《ふさ》をはずしパック詰めした商品よりも、枝付き枝豆のほうが早く出荷されて新鮮なはずです。「おいしい枝豆を食べたい、食べさせたい」と思うなら、「枝など捨てる部分はゴミになるから」とパック詰めのものを買うのではなく、朝収穫した、枝付きの枝豆を選びましょう。

泥《どろ》付きのほうがおいしい野菜は、泥付きのまま購入することがおいしさ、栄養につながります。手間をかけずにおいしいもの、栄養のあるものを手に入れることはできません。

食品には科学で明確になっていない栄養素、機能がまだまだ多く含まれているはずです。とくに鶏卵、豆類にはその素材だけで成長に必要な栄養成分がすべて含まれているはずです。枝豆、とうもろこしは収穫直後がいちばん甘く、おいしく感じます。科学的に明らかになっていない栄養成分も、収穫直後のほうが多く含まれると私は信じています。とくに露地《ろじ》で栽培された旬《しゅん》の野菜は、おいしいものです。大切な人のための食材は「旬」を大切にしたいと思いませんか。

加工食品は添加物が多く、嫌う方が多いのですが、調理時間が短くなるというメリットがあります。大切な人との時間を大切にするには、加工食品、調理ずみ食品を有効に活用したいものです。

私は、加工食品などに含まれている添加物に注意を払うよりも、塩分に注意を払うべきと考えます。２０１５年4月に施行された食品表示法では、食塩相当量の表示が義務づけられています。しかし、加工食品などは5年間の経過措置期間があるため、食塩相当量の表示がない商品、ナトリウム表示のままの商品が流通しています。

食塩とナトリウムは同じ、と思っている方も多いと思いますが、食塩量とナトリウム量はイコールではありません。食塩量はナトリウム表示×２・54倍にもなるのです。

大切な人の健康を考えたときに１日の摂取塩分量は、真夏の汗をかく時期をのぞけば、６グラム以下にすべきです。

添加物表示を確認する前に、総菜、弁当、おにぎり、加工食品などの調理ずみ食品は、ナトリウム表示ではなく塩分相当量の表示があるかどうかを、ぜひ確認してください。

毎日の食材はスーパーで買う方が多いと思います。家を建てたり、アパートを借りるときは、スーパーが近くにあるかどうかを重視する方は多いでしょう。

近くのスーパーにいい食品がないからといって、通信販売に頼ったり、車で出かけて野菜の直売所、道の駅などを利用してしまうと、だんだん近隣のスーパーで買い物することが少なくなり、結果としてスーパーが廃業してしまう場合があります。歩いて買い物をする楽しみもなくなってしまいます。

本書では、売り場の店員さんにぜひ確認してほしい質問項目をあげています。売り場の方と商品について会話をすることで、店員さんも「手を抜くことはできない」「悪いものを売ることはできない」と思うはずです。

スーパーで食品を買う私たちの側にも意識の変化が必要です。「スーパー、コンビニに行けばいつでも、24時間365日、商品が並んでいるのが当たり前」と思うのはやめましょう。旬のおいしいものは、朝入荷し、売り切れればなくなってしまいます。台風で海が荒れれば、魚の入荷はなくなるはずなのです。

「いつでも商品を売り場に並べておくべき。欠品は許さない」ではなく、「旬のもの、鮮度管理が必要なものは売りきれる」と思ってください。

元気と健康のための食品は、食材を見て、手に取って、選ぶことが大切です。歩いて買い物ができるスーパーをなくさないためにも、ぜひ、売り場の店員さんとの会話のきっかけに本書を参考にしてください。

私は畜産大学を卒業後、おいしいハムを食べたくて、ハム会社に就職しました。しかし、おいしいものをつくる会社ではなく、儲《もう》かるハムをつくる会社の体質にふれてしまいました。儲かる商品よりも、おいしいもの、栄養のあるものをつくりたいと思い、さまざまな食の現場を経験し、畜産の現場からスーパー、コンビニなどの売り場の管理までを実務として経験してきました。そのなかで、さまざまな裏事情を経験しています。

この本に書くことができなかった、スーパー、食品工場、コンビニなどの裏話、おいしく、体にいい食品などの話のセミナーなどを希望される方は、ぜひ、私のHP「食品工場の工場長の仕事とは」(http://ja8mrx.o.oo7.jp/koujyou1.htm)からご連絡をお願いします。

インターネット上には、たくさんの食べ物に関する情報が記載されています。「添加物は危険だ」「加工食品は危険だ」という記事を鵜呑《うの》みにするのではなく、なぜ危険なのかを深く考えることが必要です。
本書がみなさんの健康のためにお役に立つことを願っています。

食品安全教育研究所代表　河岸宏和《かわぎしひろかず》

※本書のイラストは、その食品ジャンルの代表的な商品を掲載しています。

スーパーで買っていい食品 買ってはダメな食品

――食の現場のホントのところがわかる本

序章

食品スーパーの基礎知識

毎日のように利用する食品スーパーでは「新鮮で、おいしくて、いいものが買いたい」ものです。上手な買い方のために、食品とスーパーをめぐる基礎知識を簡単にまとめました。

「消費期限」「賞味期限」はだれが決めてる?

まず、新鮮さの目安となるおなじみの「消費期限」と「賞味期限」、この違いをおさらいしておきましょう。**消費期限は「安全に食べられる期限」**のこと。弁当、サンドイッチなど、製造日からおよそ5日以内しか日持ちしないものの表示です。**賞味期限は「おいしく食べられる期限」**のこと。カップ麵、缶詰など製造日からおおむね6日以上の長期にわたって日持ちするものの表示です。劣化《れっか》が遅い食品なので、この期限を過ぎてもすぐに食べられなくなるということではありません。

すべての加工食品には消費・賞味期限を表示することは食品表示法で規定されています。

では、その期限はだれが決めているのでしょうか。じつはメーカーや食品問屋が自由に決めることができるのです。法律では「その食品等を一番よく知っている者」とされているだけで、法律で食品ごとに細かな日付を決めているわけではないのです。

そして、**スーパーが消費・賞味期限を決めることができる食品**があります。

「野菜」「果物」「肉」「魚」「総菜」

この5つの食品（解凍品を含む）については、加工した人、カットした人、パックした人が「その食品等を一番よく知っている者」となるのです。つまり、スーパーです。

細かくいえば、メーカーと販売店（スーパー）が話し合って、販売店が決めると合意すれば、スーパーが決めていいのです。パックの牛乳や卵、お菓子、インスタントラーメンなど、ほかの食品メーカーがつくって賞味期限をつけているもの以外は、すべてスーパーで期限を決めることができます。

そのほかに、スーパーが独自に決めている**「販売期限」**というものがあります。消費・賞味期限が残りわずかしかない商品、切れてしまった商品を販売しないように、「消費期限マイナス○時間」「賞味期限×0・7」というように設定されます。

適当に決まっている食品期限

消費・賞味期限は、それぞれのスーパーの現場が経験や慣例で、というより、適当に決めているのが現状です。たとえば弁当なら、「ほかの商品に合わせて翌日の昼までにしておこう」といった具合です。本来なら、細菌《さいきん》検査など科学的な裏付けをとったうえで決めなければいけないのですが、ほとんどのスーパーはそんなことはやっていません。

販売期限も同様です。本来なら、決められた販売期限が近づいたら「20％引き」「半額」などのシールを貼って安売りし、時間がくれば売り場から商品を下げます。
しかし、24時間営業のスーパーでは、「消費期限マイナス○時間」とやっていたら朝まで並べておける商品がなくなってしまいます。そこで刺身などでも、「明日のものが売り場に並ぶ、朝10時までにしておこう」などと販売期限から逆算して、消費期限を決めているのです。

「製造日」の本当の意味は?

消費・賞味期限を設定する際、ひとつの基準になるのが「製造日」です。この言葉にも注意が必要です。食品衛生法では**「製造日=最終工程をおこなった日」**となっています。お客さん側からすると製造=食品をつくること、と思いがちですが、じつはそうではありません。**製造=解凍する、カットする、パックに詰める、トレイのふたをする、ラベルを貼る、などもあてはまる**のです。

たとえばスーパーが冷凍の唐揚げ(粉をつけて、揚げるだけの状態にしたもの)を仕入れて、厨房《ちゅうぼう》で揚げたとします。この場合の製造は「揚げる」だけを指すのではなく、①解凍する、②肉のブロックをカットする、③揚げる、④パックに詰める、⑤トレイのふたをする、⑥ラベルを貼る、のすべてにあてはまるのです。

冷凍の魚を仕入れて刺身にした場合、①解凍する、②魚を切る、③トレイに盛りつける、④

トレイのふたをする、⑤ラベルを貼る、のすべてが「製造」になります。
つまり、製造＝最終加工過程のどこをとるかによって、食品の期限設定はどんどん延ばすことができるのです。

売り場でよくあるテクニック

食品期限を延ばすのが「巻き直し」「使い回し」「再加工」という方法です。

○**「巻き直し」＝ラップをし直して、ラベルを貼り替えること。**例1：売れ残った前日の鶏肉のトレイ品を、ラップをし直して、今日のラベルを貼る。このときトレイの中のドリップ（肉汁）をふき取っておけば、パッと見た感じは新しくなる。例2：刺身の下に敷いてある吸水紙を取り替えてラップをし直せば、それが新たな製造時間に。

○**「使い回し」＝期限寸前のものを別の商品にすること。**例1：売れ残った消費期限ギリギリのまぐろのサク（ブロック）を切って、刺身盛り合わせにする。いろいろな種類が入った刺身盛り合わせは加工品扱いとなり、パックした日を再加工日として新たに消費期限を設定できる。期限ギリギリだったまぐろの期限が延びることに。例2：チルド状態の肉の売れ残りを冷凍して売る。

○**「再加工」＝加工を加えて別の商品にすること。**例1：総菜売り場の焼き魚は売れ残り品を焼いて再加工したもの。加工日の表示はパックした日なので、古いものとはわからない。例2：売れ残った肉はたれをつけて味付け肉として再度販売。肉の味の劣化はたれの味でわからなくなる。

野菜・果物にもいろいろあります

野菜や果物も再加工されることが多いものです。たとえば、4分の1カットのかぼちゃが売れ残ったら、**干からびたカット面をもう一度カットして、その日を加工日として再度販売**します。1本もののごぼうが売れ残ったら、3つにカットして袋に詰め直して売ります。

カットフルーツとしてパック詰めされた商品は、**割れているものや傷《いた》んだ部分をカットして再加工している**可能性があります。

すべて日付は「今日」になっているので新鮮そうですが、カットした（＝加工した）野菜・果物はじつは日がたっているものが多いのです。

ちなみに野菜や果物は、**袋詰めのものよりバラ売りのほうが新鮮**です。袋詰めは外部の加工業者がおこなっていることが多いので、そのぶんよけいに時間がかかっているからです。

また、ほうれん草などの葉物野菜は、**売り場に並べる前に冷水をかけてシャキッと見せる「蘇生処理」をしていることが多い**ものです。見た目がよくても新鮮とは限らないのでご注意を。

総菜は再加工品に注意

総菜コーナーに並ぶ揚げ物、たとえばとんかつなどは、売れ残ったらかつ丼にリメイクされます。唐揚げは唐揚げ弁当にリメイク。ご家庭でのリメイク料理と違って、もとになるとんかつや唐揚げじたいが仕入れ品といって時間がたっている可能性があるものですから、おいしさはかなり失われているでしょう。

さば塩焼き、焼きさんまなどは、鮮魚コーナーの売れ残った魚を使い回すこともしばしばです。

このように、スーパーには意外な落とし穴がいろいろとあります。買い物の際には、表示の日にちや数字だけを見るのではなく、ぜひ商品をよく見て、疑問があればスーパーの店員に質問してください。質問されれば店員もそれに対応しようとします。

声をあげつづけることが大切なのです。賢いお客さんが、地元の買い物に便利な、よいスーパーを育てるのですから。

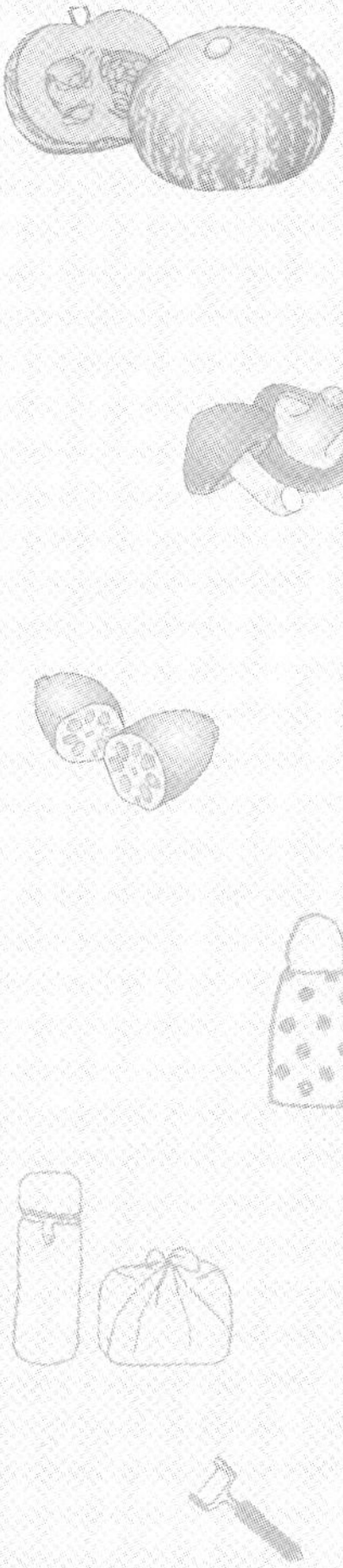

第1章
野菜・果物

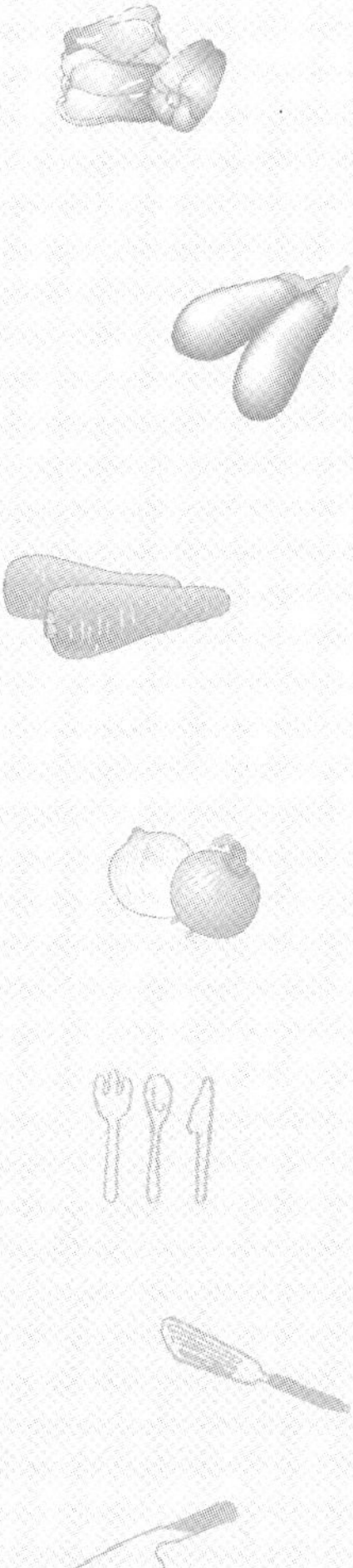

トマト 冷蔵保存は赤く熟してから

最近のトマトは、甘くておいしいものが増えてきました。トマトの品種が改良され、完熟前でも充分甘いものが増えてきたからです。たいていのトマトは、売り場に並ぶまでの流通に耐えるため、完熟する前に収穫され、流通中に追熟されます。

まだ完熟前の青いトマトは、購入後室温で保存し、赤く熟してから冷蔵庫で冷やしましょう。輸入トマトは、運ばれているあいだに完熟するものが多いので、すぐにおいしく食べられます。

トマトやきゅうり、なすなどは寒さに弱く、**冷蔵保存すると低温障害を起こし、色が変わったり味が落ちたりします。**野菜は収穫後も生きているのです。

持ったときにずっしり重たいものが甘くておいしいものです。完熟していないトマトは、弱火で煮てソースにするとおいしく食べられます。**おいしいトマトは、放射線状の筋がたくさんあるもの。**筋の数と子《し》室《しつ》の数は同じで、子室の多いもののほうが甘くておいしくなります。

パック入りのミニトマトを買うときは、ヘタをよく見ましょう。ヘタに白いカビが生えているものを見かけることがあります。パックの中に1つでもカビが生えていると、翌日にはすべてカビだらけになってしまう可能性があるので、要注意です。

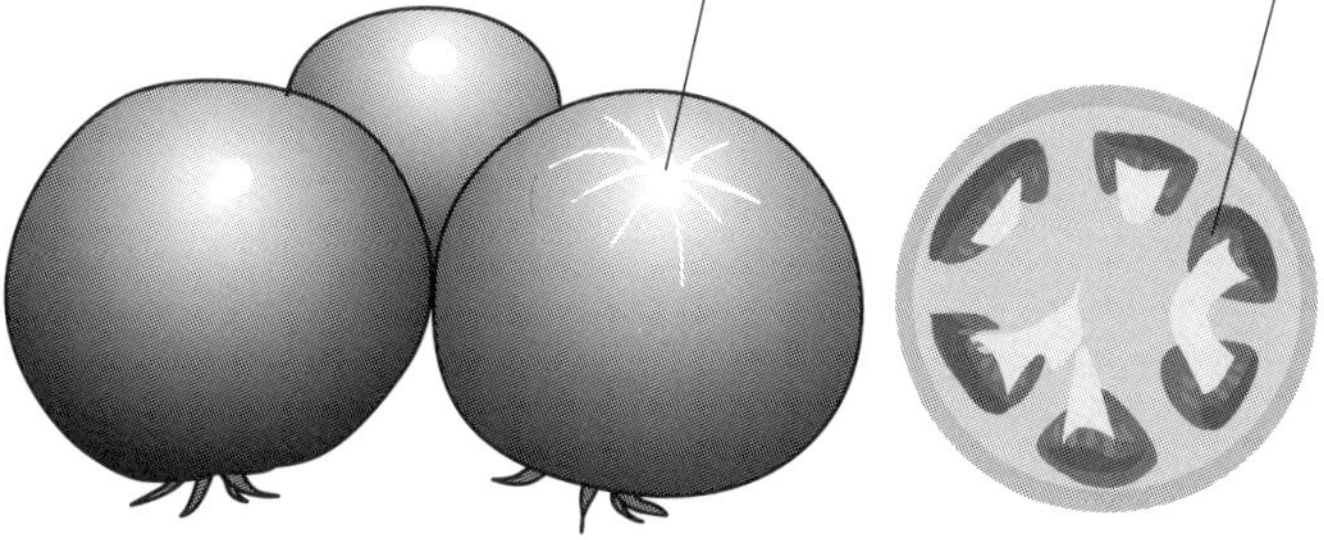

持ったときにずっしりしているトマトがおいしい。完熟するまでは室温で保存し、完熟後は冷蔵庫で保存。ミニトマトは白いカビに要注意

野菜は「いつ・どこで」とれたかの情報が大切です。他の食品には賞味・消費期限などの日付がつきますが、生鮮野菜には日付をつけなくてもよい、となっているからです。

裏方情報

パック入りミニトマトは、カビが生えたものだけをはずして、新旧のトマトを混ぜてパックし直す(=再加工)こともある

お店に確認しよう

❶ 完熟したおいしいトマトはどれ？
❷ サラダにしておいしいのはどれ？
❸ トマトソース向けのものはどれ？

きゅうり

水分をよくふき取って保存

きゅうりは「黄瓜」とも書きます。きゅうりが熟すると黄色くなるからといわれています。普通に食べているきゅうりは、熟す前のものを食べていることになります。

すこし前までは、きゅうりは表面に白い粉があり、トゲが鋭いほうが新鮮であるといわれていましたが、現在のほとんどのきゅうりは、トゲがなく、白い粉のない「フリーダム」種です。昔のきゅうりはトゲの中に細菌《さいきん》が多く、サンドイッチなどに使用しにくいものでしたが、フリーダムのものは安心してサンドイッチ、サラダに使用することができます。

おいしいきゅうりは**肩が盛り上がって、重みのあるものがおすすめ**です。

トマトと同じく寒さに弱く、冷蔵庫の温度が低すぎると低温障害を起こし、腐りやすくなるので注意してください。また、**水分がつくと傷《いた》みやすくなるので、表面の水けをふき取って、ヘタを上にして立てて保存しましょう。**

新鮮なきゅうりは、ぜひそのまま食べてください。スティックサラダにするときには、ただ細長く切るだけでなく、包丁のおしりのところでキズをつけながら包丁を回すと、きゅうりに筋がつき、マヨネーズなどがからみやすくなります。

きゅうりとトマトは食べ合わせがよくないといわれます。これはきゅうりに含まれているア

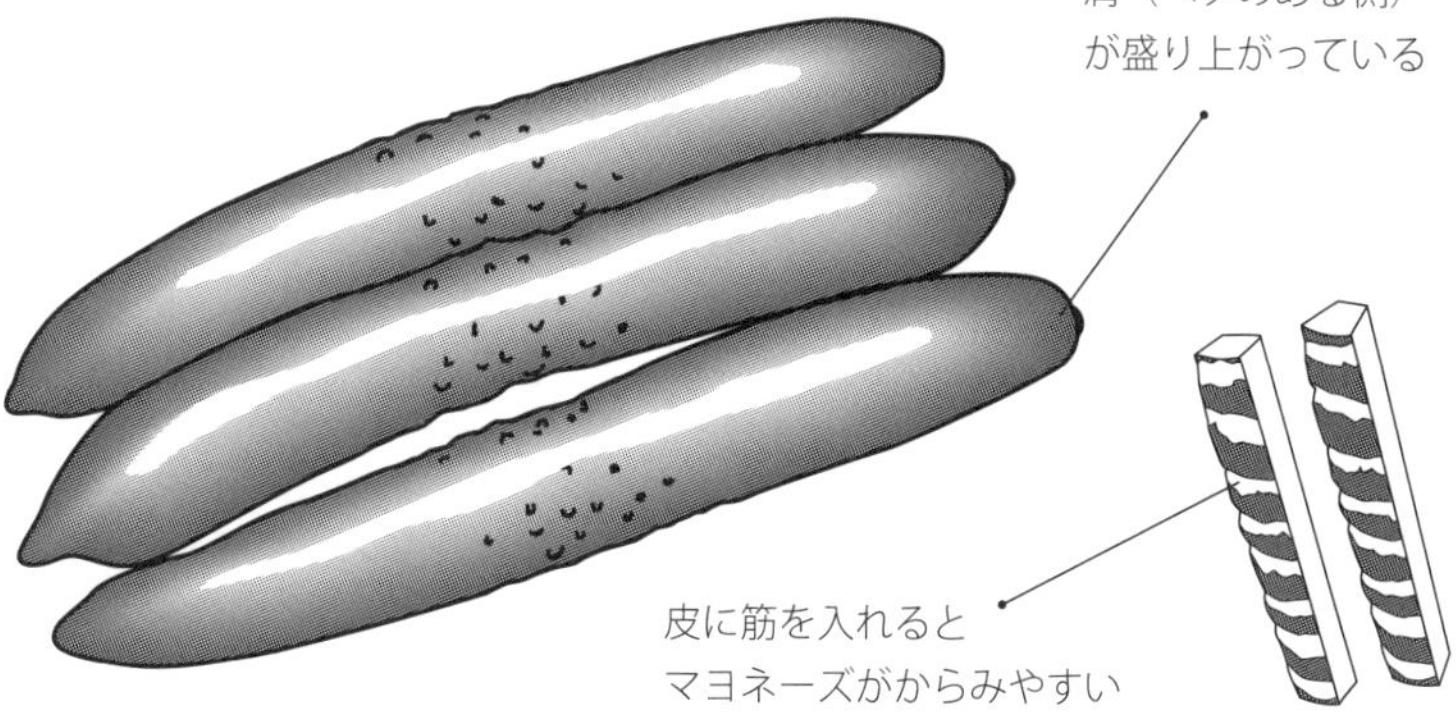
肩（ヘタのある側）
が盛り上がっている
皮に筋を入れると
マヨネーズがからみやすい

トゲのないフリーダム種で、肩が盛り上がって、重みのあるものがおすすめ。
ヘタを上にして立てた状態で冷蔵保存すること

スコルビナーゼという酵素《こうそ》が、トマトの栄養素のビタミンCを破壊するからとされています。しかし、アスコルビナーゼは酢で働きを抑えることができます。きゅうりとトマトのサラダをドレッシングで食べるのは理にかなっているのです。

裏方情報

まっすぐでも曲がっていても味に違いはないので、曲がっているものが安ければ、そちらのほうがお得

お店に確認しよう

❶いつ、どこで収穫されたの？
❷トゲのないものはある？
❸冷蔵庫での保存方法を教えて

なす

バラ売りが新鮮でおすすめ

なすは夏の野菜で6~9月が旬です。が、「秋なすは嫁に食わすな」とことわざにあるとおり、旧暦の秋（7~9月）のなすは実がしまって本当においしいものです。

なすのおいしさは鮮度が命です。鮮度のよいなすを見分けるには、ヘタのトゲに注目。**トゲが鋭いものほど新鮮**です。ガクが全体的にまんべんなくついていて、**ガクと実のあいだが白いもの。この白いところが多ければ多いほど、新鮮**になります。白い部分は日に当たっていなかったところで、時間がたつと変色してしまいます。

ヘタの切り口も白いもののほうが新鮮です。古いものは持つとフカフカしています。

なすはトマトと同様、寒さに弱く低温障害を起こし、味がわるくなります。**冷蔵庫での保存は厳禁**です（野菜室ならＯＫ）。また、乾燥にも弱いので、風の当たらない冷暗所で保存しましょう。

なすは焼いて食べる焼きなすが手軽でおいしく、おすすめです。魚焼き機で焼き、皮をむいて、かつおぶしと醤油《しょうゆ》をかけて食べます。秋風が吹いてくる時期には、焼きなすと秋刀魚《さんま》があれば、毎日同じ献立でも飽きないくらいです。

油で素揚げした揚げなすもまたおいしいものです。揚げ油の温度は高め、１７０~１７５度

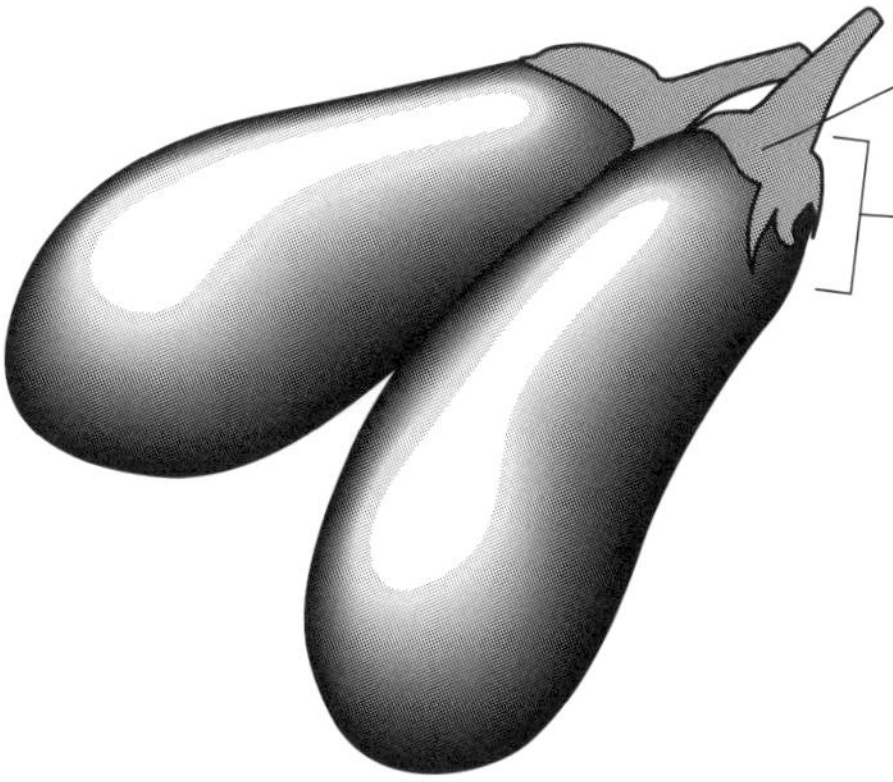
トゲが鋭い
ガクと実のあいだの白い部分が多いもの

なすのおいしさは鮮度が命、ガクと実のあいだが白いものが新鮮。冷蔵庫での保存は厳禁、風の当たらない冷暗所が最適

に設定するのがポイントです。

天ぷらにする場合は、なすに切れ目を多く入れ、薄く処理したものを揚げると、サクサクの天ぷらになります。

裏方情報

最初はバラ売りし、売れ残ったなすをまとめて袋に詰めて販売する場合がある。バラ売りのなすを選んで買うほうが新鮮

お店に確認しよう

❶鮮度がいちばんいいなすはどれ？
❷焼きなすでおいしいなすはどれ？
❸鮮度のいいなすはいつ入荷する？

ピーマン・パプリカ

外国産の生《なま》食は避ける

　ピーマンには独特の苦みがあり、子どもたちには評判のわるい野菜のひとつです。苦みの少ないおいしいピーマンを選ぶためには、**肩が盛り上がっているものがおすすめ**です。大きいものよりも**小さめのものが、苦みが少なくなります**。

　表面のつやも大切なチェックポイント。**つやがあるものを選ぶ**ようにします。しわがあるものは新鮮なものではないので避けましょう。

　皮が薄い春先のものはスライスしてサラダでもおいしいのですが、苦みの苦手な方や、秋になってピーマンの皮が厚くなってきた場合には、爪ようじなどで皮に穴を開けて、軽く塩をして、素揚げにするとおいしく食べることができます。輪切りにすると苦みが増すので、縦に細切りがおすすめです。

　秋のピーマンは油で炒めるとおいしく食べることができます。季節のなす、きのこと軽く炒めて、味噌炒めにすると冷めてもおいしく、お弁当のおかずによく合います。**ピーマンのビタミンCは熱を加えても壊れません。**

　黄色、赤色などのカラーピーマンや**パプリカが輸入されていますが、**鮮度、傷《いた》み具合を考えると**サラダなどで食べることはおすすめできません。**

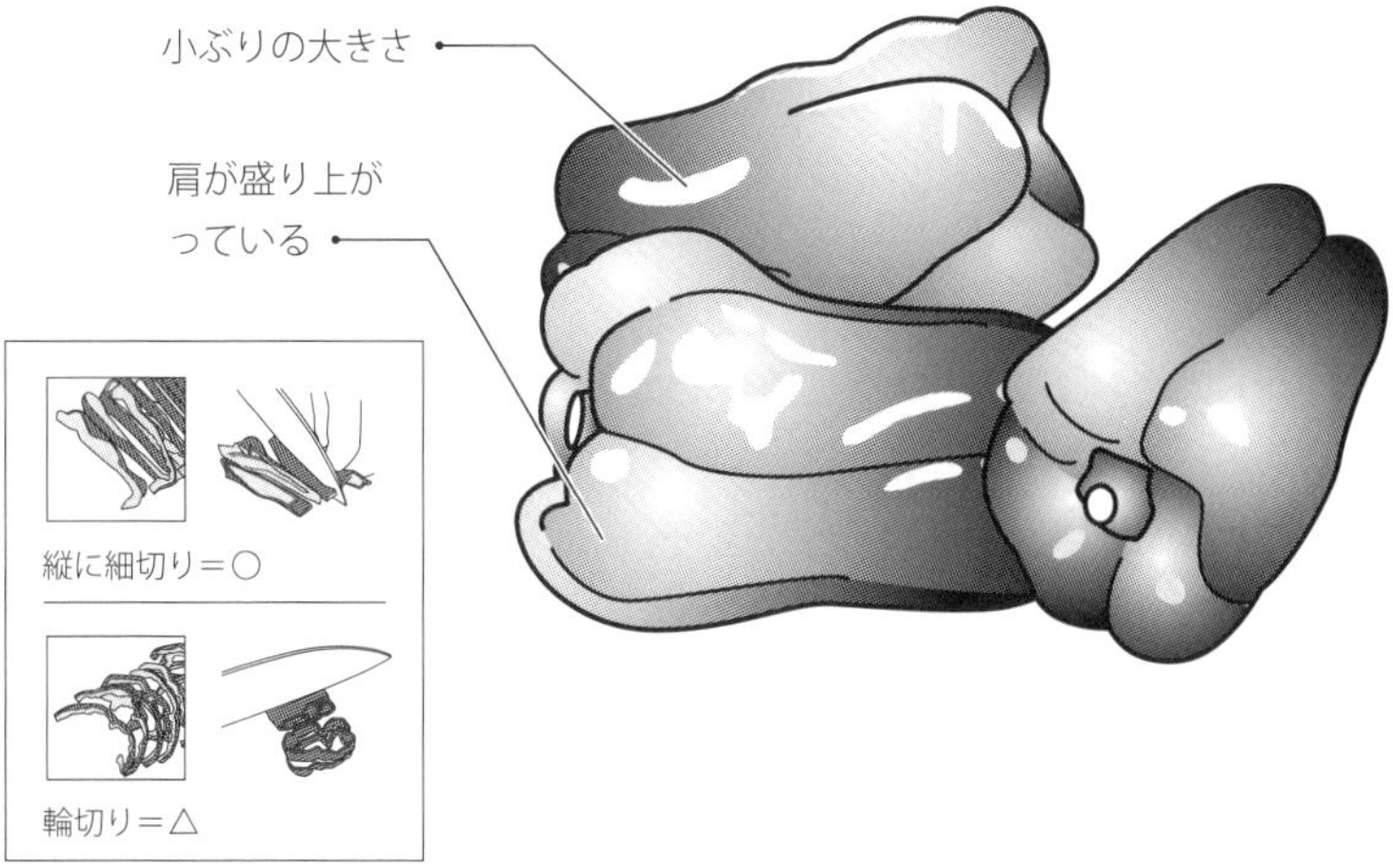
小ぶりの大きさ
肩が盛り上がっている
縦に細切り＝○
輪切り＝△

春先のピーマンはサラダ、秋は炒め物がおいしい。苦みの苦手な方は小ぶりのものを選ぶ。輪切りにすると苦みが増す。室温保存がおすすめ

袋入りのピーマンの多くは、自動包装機で詰められています。重量が同じくらいになるよう、コンピュータが瞬時にピーマンを組み合わせて袋詰めします。**小ぶりのピーマンが数多く入っているもの**を選んだほうがおいしく食べることができます。

裏方情報

外国産のピーマン・パプリカは日本に到着した時点で半分以上カビている可能性があるので、おすすめできない

お店に確認しよう

❶ サラダで苦くないものを教えて
❷ 炒め物でおいしいピーマンを教えて
❸ このピーマンはいつ収穫されたの？

かぼちゃ

果肉が厚くて種が大きいものを

夏に収穫されるかぼちゃを冬至《とうじ》（12月22日ごろ）に食べると、風邪《かぜ》をひかないで元気に冬を越せるといわれています。野菜の少なかった昔、保存ができ、でんぷん、糖質、食物繊維、ベータカロテンなどの栄養豊富なかぼちゃを寒い冬にそなえて食べたのでしょう。

じゃがいも、さといもなどは、収穫したてがいちばんおいしいものです。それに対して、かぼちゃは完熟したものを収穫してすぐに食べても、甘く感じません。**収穫後、日陰に2週間くらい置いておくと、追熟しておいしく食べることができます。**

完熟したものを保存することによっておいしく食べることができるので、ニュージーランド、メキシコ、トンガなどから輸入するかぼちゃも、おいしく食べることができます。

カットかぼちゃは、皮が薄く、果肉が厚くて色が濃く、種が大きいものがおすすめです。傷《いた》みやすい種とワタを取ってから、ラップをして冷蔵保存します。

丸ごと買う場合は、持ったときに重量感があり、左右のバランスがよいものを選びましょう。丸ごとのかぼちゃは冷暗所で保存します。

つぶしてかぼちゃコロッケなどに使う場合は、切らずに丸ごと、80度前後のお湯で沸騰《ふっとう》させないように煮ると、甘く仕上がります。

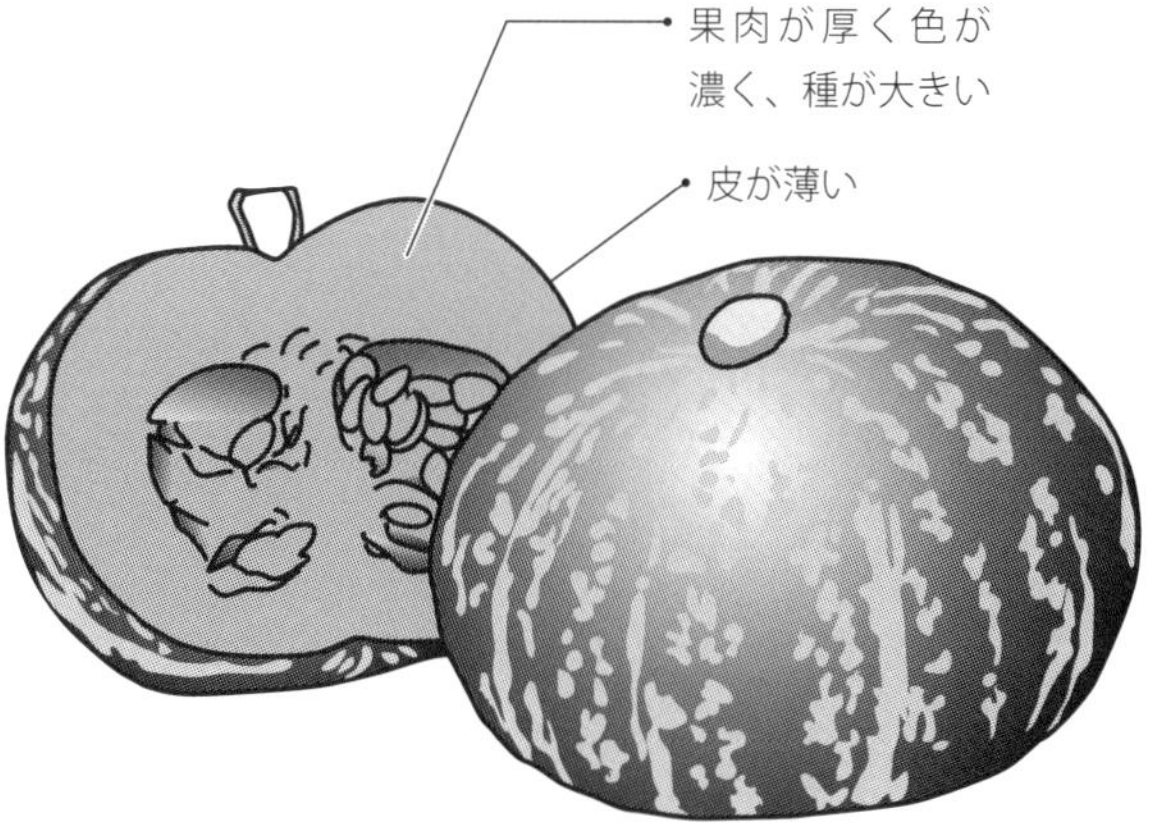

カットかぼちゃは肉厚で、種が大きいものを、丸ごとのかぼちゃは左右のバランスがよく、ずっしり重量感があるものを選ぶ

かぼちゃの種は食べることができます。種をきれいに洗って天日《てんぴ》で乾燥し、それをフライパンで軽く炒《い》って塩をふると、おいしいつまみになります。

裏方情報

カットかぼちゃは売れ残ると干からびた表面を再度カットし、その日付を加工日として再販売することもある

お店に確認しよう

❶ 煮物にしておいしいものはどれ？
❷ スープにしておいしいものはどれ？
❸ 天ぷらでおいしいものはどれ？

枝豆・空豆

枝付き・サヤ入りがおいしい

夏の枝豆、空豆はたんぱく質、ビタミンB_1、B_2、Cなどがたくさん含まれている、毎日でも食べたい野菜です。枝豆は大豆が熟す前のもの。豆には、成長を促進する栄養素などが豊富に含まれています。

豆は新鮮なものほどおいしいものです。朝収穫し、すぐに茹《ゆ》でたものの味は格別です。枝からはずし、袋詰めされた枝豆がスーパーなどで売られていますが、**収穫してから袋詰めまでに時間がかかっているので、ぜひ枝付きのものを購入してください。サヤが濃い緑色で産毛《うぶげ》がついているものが新鮮なもの。**枝やサヤが茶色くなっているものは避けましょう。

鮮度が落ちやすいので、買ったらすぐに塩茹でを。枝豆を茹でるときには、サヤの両端をカットし、茹でる水量の2％程度の塩（水1ℓなら塩20g）で枝豆をもんでから茹でます。沸騰《ふっとう》した湯にさらに2％程度の塩を加え、合計4％の塩分で茹でると、とてもおいしくなります。

空豆もサヤに入ったものを購入します。空豆のおいしいものは収穫してから3日以内ともいわれています。サヤから出したものや背筋が茶色いものは鮮度が落ちています。水量の2％程度の塩を入れたお湯を沸かし、**茹でる直前にサヤから出します。**

枝豆、空豆ともに、茹で上がったら団扇《うちわ》などであおいで冷まします。また、空豆はサヤごと

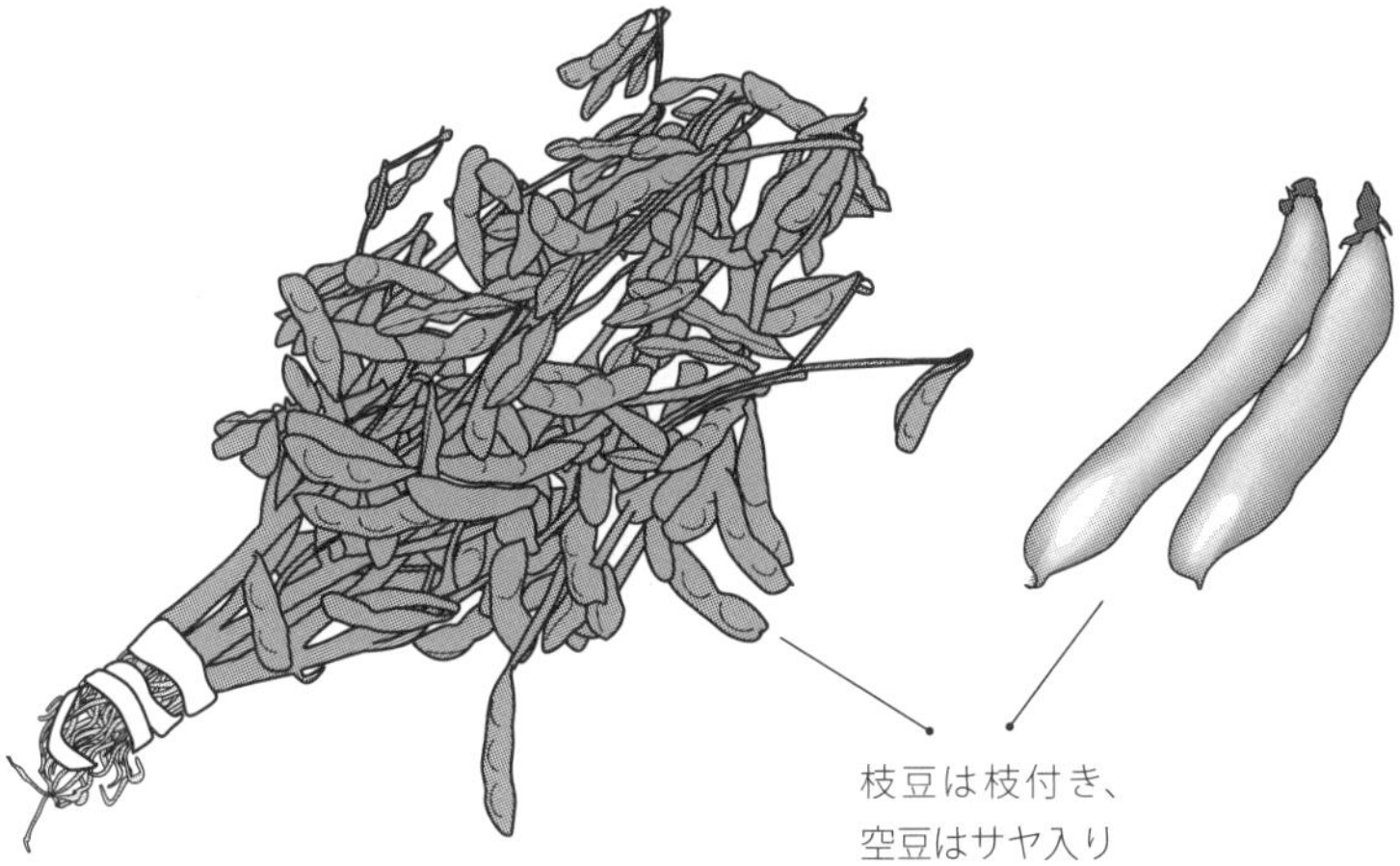

豆は鮮度が命。枝豆は枝付き、空豆はサヤ入りを選び、買ったらすぐに塩茹でする。保存は塩茹でして冷蔵する

焼いて食べてもおいしいものです。

枝豆、空豆とも、食べきれない場合は、かためにに茹でて冷蔵保存します。茹でずに冷蔵保存すると、甘み、おいしさが失われてしまいます。

裏方情報

枝豆は収穫して袋詰めになるまで最大1週間もかかることがあるので、枝付きがおすすめ。味もまったく違う

お店に確認しよう

❶ 収穫日を教えて
❷ 鮮度がいちばんいいものはどれ？
❸ 豆が完熟しておいしいものはどれ？

とうもろこし 食べる直前に皮をむく

ここ数年、夏の北海道に行くと、真っ白なとうもろこしを生《なま》で食べることができます。「ピュアホワイト」という銘柄で、実の部分が真っ白のとうもろこしです。ピュアホワイトの進化形でさらに甘い味の「ホワイトショコラ」という品種も出てきました。

焼きとうもろこし、茹《ゆ》でとうもろこししか食べたことがない方は、機会があれば、ぜひ生のままの味を試してみてください。

とうもろこしのおいしさは、収穫直後がいちばんおいしく、時間とともに甘さがなくなってしまいます。収穫後すぐに調理できない場合は、**皮をむかずに冷蔵保存**します。産地では収穫後皮ごと冷凍保存し、食べる直前に解凍して皮をむき加熱調理しています。

生のとうもろこしシーズン以外は、缶詰、冷凍されたものを利用しますが、私は缶詰のもののほうがおいしく感じます。缶詰の原料になるとうもろこしも、収穫後すぐに味が落ちないように凍結され、缶詰加工時の直前に解凍処理されます。

生のとうもろこしを買うときには、**皮付きで、粒の大きさが揃《そろ》っていて、持ったときにずっしりと重みのあるもの**を選びましょう。**皮の色が濃い緑色をしており、ヘタの切り口が白いもののほうが新鮮**です。ヘタの切り口の色は、収穫後、白からだんだん黒く変色していきます。

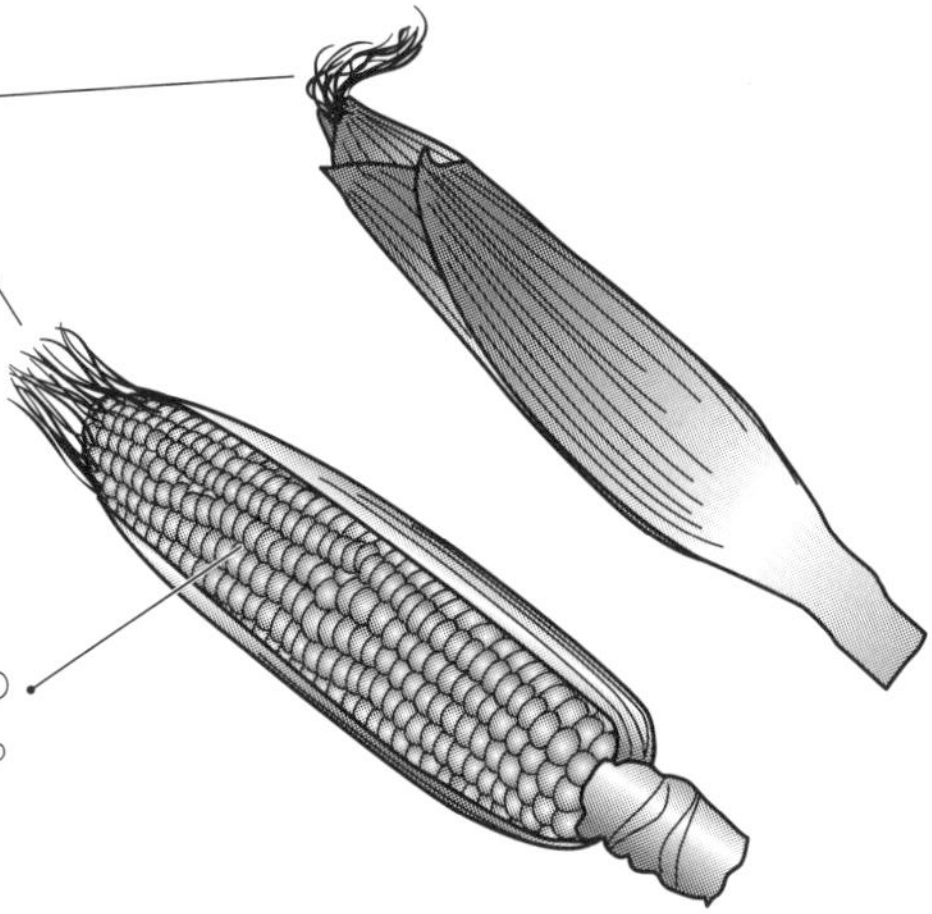
ヒゲの先端が
茶色いものは
熟している
皮付きで粒の
大きさが揃っ
ている

とうもろこしは鮮度が命。皮をすぐむいて茹でること。食べきれない場合は、茹でて冷凍保存に。粒の大きさが揃っていて、重みのあるものを

また、ヒゲの本数は粒の数と同じなので、**ふさふさしたヒゲがたくさんあるものは、粒も多い**ということ。**ヒゲの先端が茶色くなっているかどうかが、実が熟している目安**です。

裏方情報

春先、秋などに北海道で売っている焼きたてとうもろこしは、皮付きのまま冷凍したものを解凍して焼いたもの

お店に確認しよう

❶ 生で食べられるものはある?
❷ 収穫後すぐのものはどれ?
❸ 茹でておいしいものはどれ?

キャベツ

冬はしっかり、春はふんわり巻き

とんかつなどの揚げ物には、千切りキャベツの付け合わせが必ずついています。キャベツにはビタミン類が多く含まれ、とくにビタミンUが含まれています。ビタミンUはキャベツから発見されたビタミンで、別名キャベジン。胃腸に効くといわれています。同じ名前の胃腸薬は、このビタミンUの効果を狙ったものなのです。

ビタミンUは熱に弱いので、生《なま》でキャベツを食べることがおすすめです。キャベツには**ビタミンCもあり、キャベツの芯《しん》に多く含まれています。**キャベツの葉の部分だけを食べる方がいますが、芯も捨てることなくぜひ調理してください。

ただし、キャベツは千切りをして必要以上に水にさらすと、ビタミンCなどの栄養素、うまみが水で流出してしまうので要注意。

キャベツは**ずっしりと重みがあり、葉がしっかり巻いているもの**を選びましょう。春先に出回る**春キャベツは葉がふんわりと巻いたもの**を。どちらも**外葉は緑色が濃く、しわの多いもの**を選びます。

切り口が茶色く変色しているものは、収穫から時間がたっているので避けましょう。保存する際には**芯をくりぬいて、水を含ませたペーパータオルなどを詰めておくと長持ち**します。

春キャベツは巻きがふんわり、冬キャベツは巻きがしっかりしたもの
切り口が茶色のものは避ける
芯にビタミンCが多い

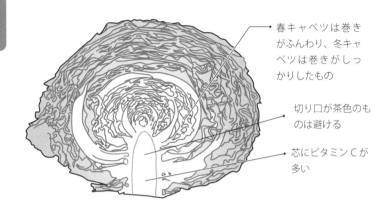

春キャベツはふんわり巻いたもの、冬キャベツはしっかり巻いた重たいものがおいしい。どちらも外葉は緑色が濃く、しわの多いものを選ぶ

4分の1サイズなどにカットされたものを買う場合、**カット面が盛り上がっているものは日がたっている**ので避けましょう。

裏方情報

段ボール箱に「真空予冷」と書いてあるもの、または嬬恋《つまごい》など高冷地産のものは、収穫後すぐ冷蔵状態にあるので持ちがいい

お店に確認しよう

❶千切りキャベツでおいしいものはどれ？
❷ロールキャベツでおいしいものはどれ？
❸スープで食べておいしいものはどれ？

レタス つぶれぎみで軽めのもの

レタスは、**芯《しん》の切り口が10円玉大で白く、葉がみずみずしく、ツヤとハリのあるものが新鮮**です。芯の色が茶色く変色しているものは、収穫から時間がたっている証拠です。

レタスは、太陽が昇る前、すなわち光合成が始まる前の早朝に収穫されたものがおいしいといわれ、「朝どれレタス」は人気です。

レタスの鮮度を保つためには、レタスが持っている熱をとり除き、冷やすことが大切です。収穫時に真空状態にして、レタスを強制的に冷却している生産者もあります。真空冷却をおこなったレタスは、鮮度が長く保たれ、芯の部分が茶色くなる時間は遅くなります。

たいていの野菜はずっしりと重みのあるものを選びますが、**レタス、春キャベツは葉の巻きがふんわりゆるく、持ったときに軽めのものがおいしい**ものです。

横から見て、つぶれぎみのものを選びます。縦長のものは芯が長い＝成長しすぎてかたく苦みがあるので避けましょう。キャベツと同様に芯から傷《いた》みやすいので、くりぬいて、濡らしたペーパータオルなどを詰めておきます。

レタスは食物繊維が多いというイメージがありますが、じつは、**レタス8個分に含まれる食物繊維はキャベツ1個分に相当**します。レタス1個に含まれる食物繊維量は約2・5グラムな

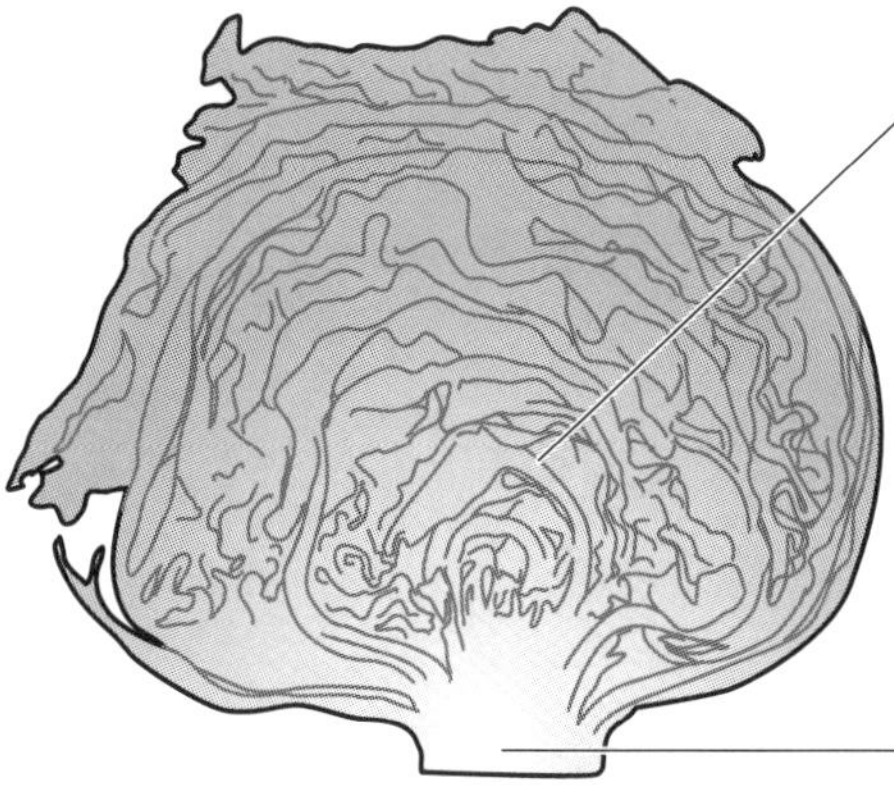
巻きがふんわりと
ゆるくて軽い
切り口が白い

芯の切り口が白く、軽くて葉がみずみずしいものを選ぶ。「朝どれレタス」と表示がある場合は、収穫した日がいつか確認することが必要

のに対して、キャベツ1個に含まれるのは約19グラムです。

食物繊維をとりたいのならキャベツがおすすめです。

裏方情報

切り口が変色したものを再度カットして白く見せている店があるので要注意

お店に確認しよう

❶ いつ収穫されたもの?
❷ 産地で真空冷却されているものはある?
❸ このカットレタスはいつ収穫されたもの?

白菜

カット品は切断面が平らなもの

寒い時期の鍋には欠かせない野菜です。霜《しも》が降りるころ、畑の中でいちばん外側の葉が茶色くなった白菜は甘みが増しておいしいものです。

おいしい白菜は、**頭部まで葉がしっかりと巻きつき、手に取ったときにずっしりと重いもの。緑の外葉がついたまま販売されているもののほうがよく、**頭部を手で握って弾力があり外葉がしっかりしているもの、また、切り口が白くみずみずしいものを選びます。**中の葉の先のほうが黄色くなっているもののほうがおいしい**です。外側の葉が乾いているものは水分が抜けはじめているので避けましょう。

2分の1などにカットされている白菜を選ぶときは、**切断面が平らなもの**を選びます。白菜は切ってからも生長を続けているので、時間とともに切断面が膨《ふく》らんできます。芯のあたりが盛り上がっているものは切ってから時間がたっているので、うまみが薄くなっています。**白菜の生長を止めるには、株の根元に縦に切れ目を入れるとよい**でしょう。

白い軸のところに見られる黒い点はカビや虫ではなく、ゴマ症と呼ばれる白菜じたいの生理現象によるものです。食べてもまったく問題ありません。

白菜は外側の葉をはずしながら使い、新聞紙などで包んで涼しいところに立てておけば1週

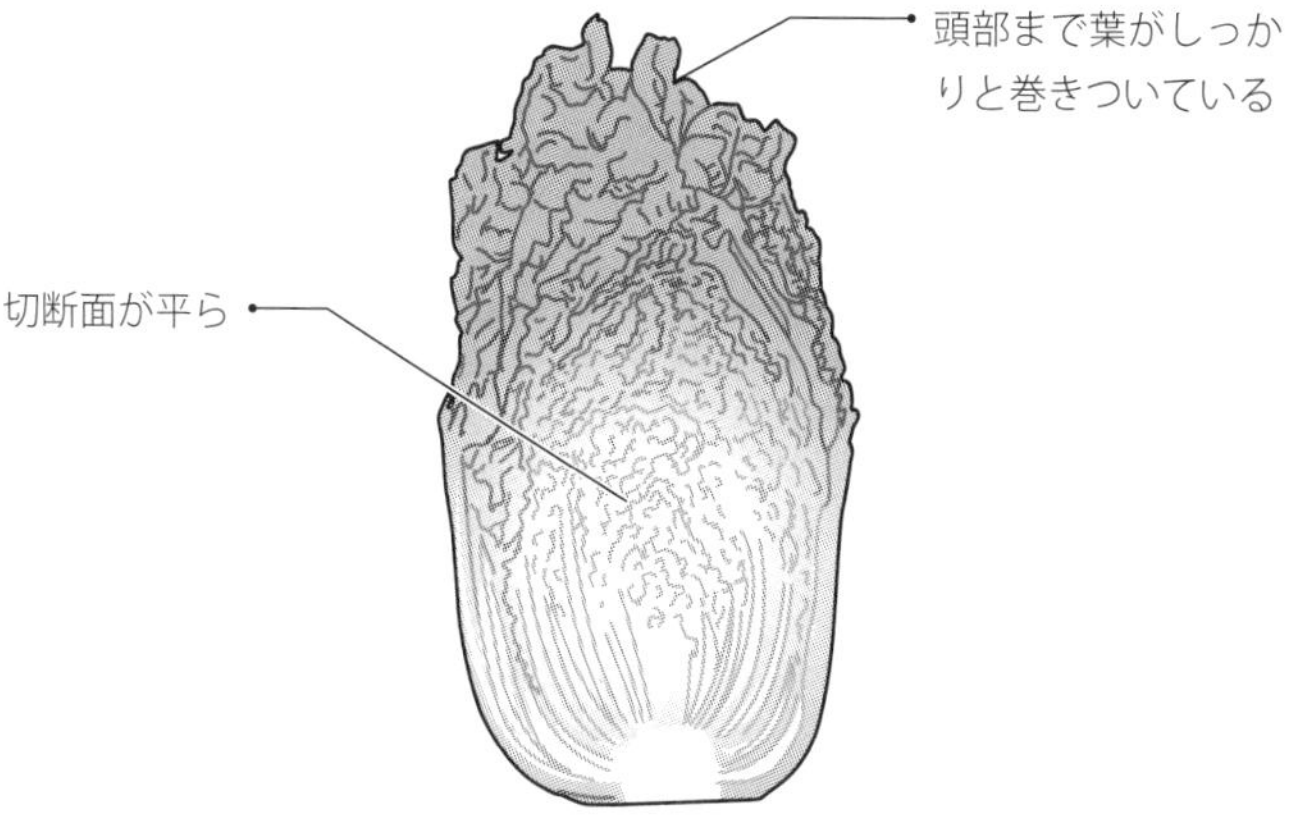
頭部まで葉がしっかりと巻きついている
切断面が平ら

外葉がついており、葉がしっかり巻きついてずっしり重たいものがいい。カットされたものは、切断面が平らで、葉がすき間なく詰まり、みずみずしいものを選ぶ

間以上保存することができます。

白菜はほとんどが水分です。鍋料理だけでなく、豚肉、ベーコンなどと蒸して食べるとおいしく食べることができます。

裏方情報

株の根元部分に切れ目を入れると成長が止まる。根元がカットされている白菜は断面が盛り上がっていなくても古い可能性あり

お店に確認しよう

❶ 甘いものはどれ？
❷ この白菜はいつカットされたもの？
❸ 黒い斑点が目立つけど、これはなに？

ねぎ　曲がっているものは古い

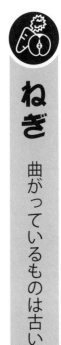

ねぎには、太くて長い「長ねぎ」と、細くて短い、いわゆる「万能ねぎ」があります。鍋、焼きねぎには長ねぎ、冷や奴、素麺《そうめん》などの薬味には細い万能ねぎを使用する方が多いです。長ねぎは、洗ったものよりも**泥付きのもののほうが日持ちがよく、**新聞紙に包んで冷暗所で立てておけば2週間程度保存できます。冷蔵庫に入れると、すぐにしなびてしまうので注意が必要です。

長ねぎを選ぶときには、**白い部分がかたくてしっかり詰まった重たいもの**を選びましょう。フカフカしたやわらかいものはおいしくありません。**万能ねぎは、葉先まであざやかな緑でしなびていないもの**を選びます。

ねぎは収穫後も成長を続けています。売り場で曲がってしまっているねぎは収穫後時間がたっているので、**曲がっていないものを選ぶ**ことが大切です。

薬味として使用するねぎは、よく切れる包丁で使う直前に切りましょう。薬味として切られたねぎが売られていますが、時間がたっているので、ねぎの風味を感じることはできません。太くしっかりしたねぎを切ると、風味のいい汁が出てきます。薬味にはぜひ鮮度のいいねぎを使うことをおすすめします。

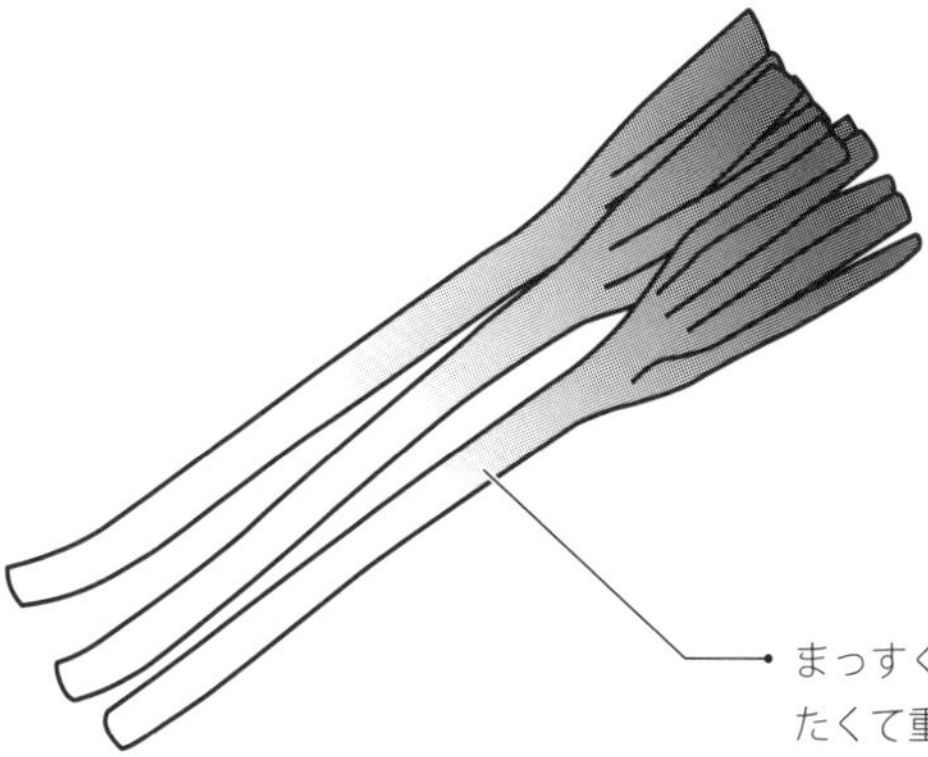

長ねぎはまっすぐで、白い部分がかたくてしっかり詰まったものを選ぶ。万能ねぎは葉先まで緑色のピンとしたものを

すき焼きなどの鍋にねぎを入れるときには、油を引いた鍋でねぎの表面をこんがり炒めてから、たれを入れるようにします。ねぎを炒めることで、ねぎの甘さを味わうことができます。

裏方情報

薬味のねぎを食べ放題のそば屋などで使っているのは輸入の中国産ねぎ。スーパーのカットねぎにも中国産多し

お店に確認しよう

❶ すき焼きにしておいしいねぎを教えて
❷ 素麺の薬味においしいねぎを教えて
❸ 冷や奴の薬味においしいねぎを教えて

たまねぎ

頭部がかたくしまっているもの

たまねぎは、表面の薄皮が乾いていて**ツヤのある茶色をしており、**傷などがないもの、**持ったときに重量感があり、なるべく球形に近いもの**を選びます。軽いものは乾燥して水分が抜けている可能性があります。

芽や根が伸びているものは、中の養分が失われているので、避けましょう。

たまねぎは外から見てきれいなものでも、切ってみると中が腐っている場合があります。1個1個手で触れるなら、質感のあるものを選ぶことが大切です。

また、**頭部から傷《いた》んでくるので、ここがしっかりとかたくしまっているものがよい**でしょう。

たまねぎは**風通しのよい冷暗所に保存**します。湿気がこもらないように穴の空いたざるなどの入れ物やネットに入れて吊《つ》るしておくといいでしょう。段ボール箱などで保存すると、下の部分が腐って、ゴキブリの巣になる場合があるので要注意です。

春先に出回る白い新たまねぎは、生《なま》食に最適です。薄くスライスし、水にさらすだけでおいしく食べることができます。**新たまねぎは傷みやすいので、冷蔵庫に入れて保存**したほうがよいでしょう。

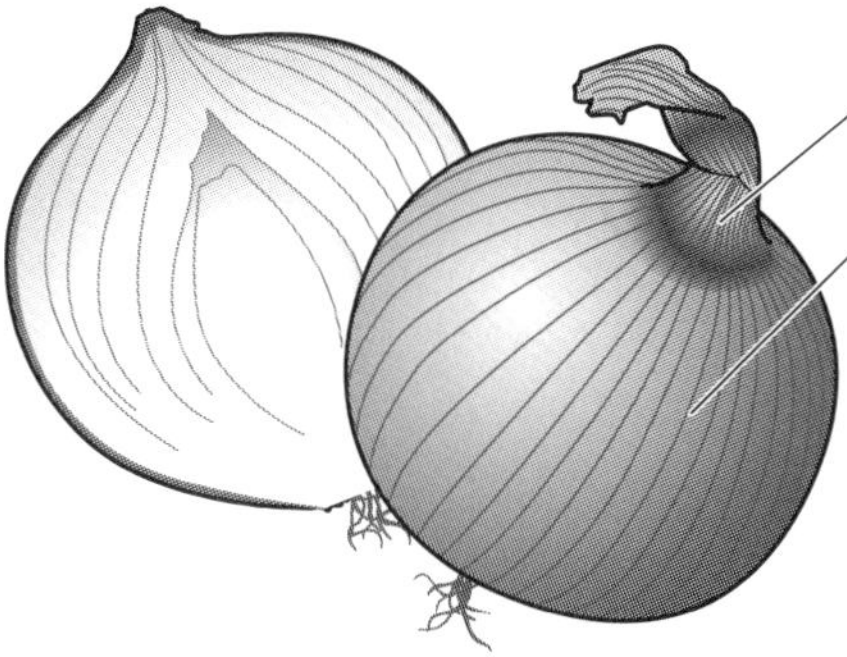

表面の茶色い薄皮が乾いていて、持ったときに重量感のあるものを選ぶ。頭部がかたくしまっているものがよい。風通しのいいところで保存する

外食、スーパーの総菜などに使用しているたまねぎは、中国から茶色い皮をむいた状態で輸入されてきます。 中国産の原料、農薬などが気になる方は、スーパーの総菜などに使われているたまねぎの産地を確認されることをおすすめします。

裏方情報

スーパーの総菜売り場のかき揚げなどは、中国産のたまねぎを使っていることが多い

お店に確認しよう

❶ サラダで食べておいしいものはどれ?
❷ 備蓄用に適したものを教えて
❸ 炒めて甘くなるものはどれ?

アスパラガス

穂先がふっくら、袴は正三角形

おいしいアスパラガスは、**穂先がふっくらとしていて、袴《はかま》が正三角形のもの**を選びましょう。茎の太さは、細いものよりも**やや太めのもののほうが味がよい、**といわれます。緑色は濃すぎず、**黄緑色のもののほうがやわらかくておいしい**ものです。

切り口が乾いていたり、変色しているものや、茎にしわが寄っているものなどは新鮮ではないので避けましょう。袴が細長い二等辺三角形のものは味が落ちていることも。

アスパラガスは、乾燥しないようにビニール袋などに入れて、**必ず立てた状態で冷蔵庫に保存**します。あまり日持ちしないので、購入後はなるべく早めに食べましょう。

4月ごろのやわらかいものは、ベーコンなどの脂《あぶら》が出るものと炒めるとおいしいものです。すこしかたくなってきたころのものは、茹でてマヨネーズがおすすめです。

ホワイトアスパラは緑色のアスパラガスと同じもの。よく缶詰などで売られている白いアスパラガスは盛り土の中で育ち、日光に当たらないうちに収穫をおこないます。生《なま》のホワイトアスパラと緑のアスパラガスを、焼いて食べ比べてみてください。ホワイトアスパラ独特のクリーミーなおいしさが伝わってくると思います。

最近では紫アスパラが出回りはじめました、やわらかくて独特の甘みを楽しめる一品です。

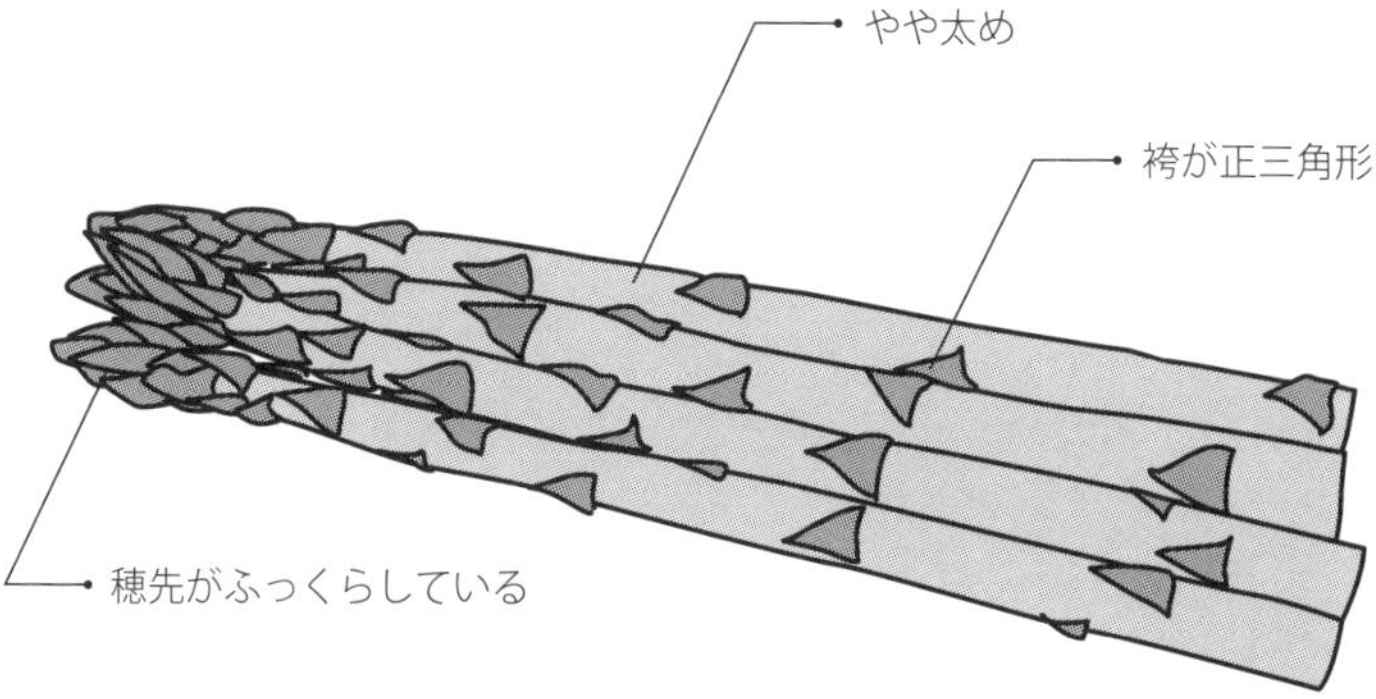

穂先がふっくらしているもの、茎がやや太めのものを選ぶ。濃い緑色より黄緑色のほうがおいしい

アスパラガスは収穫直後がいちばんおいしいものです。おいしさを保つために、収穫後すぐに冷やしてから冷蔵輸送します。売り場では、必ず冷えた状態で販売されているものを選びます。

裏方情報

外国産のアスパラガスは低温輸送がうまくいかず成長を始めているものが多いので、おいしくない

お店に確認しよう

❶いつ収穫されたもの？
❷炒めて食べておいしいものはどれ？
❸曲がっているのは、いつとれたもの？

にんじん

葉の切り口が小さいものがよい

にんじんは**小ぶりで、濃いオレンジ色をしているもの**、表面に傷やひびが入っていない、なめらかなものがおいしいものです。**先端は細すぎず、丸みのあるもの**のほうがよいでしょう。

葉がついていないものは、**切り口が新しく、中心にあるもの**を選びましょう。この**切り口が小さいほど芯《しん》の部分が細くておいしく、**切り口が大きいものはかたい芯の部分が多い、という目安になります。切り口が黒っぽく変色しているものは避けます。

泥付きのにんじんは室温保存、洗ってあるものは水けをふき取ってビニール袋などに入れ、立てて冷蔵保存します。

カロテンなどの栄養は表皮の下にたくさん含まれているので、食感をやわらかくする必要のない場合は、皮をむかずにそのまま洗って使いましょう。

秋の収穫シーズンのにんじんは、芯の中心まで赤いものがおいしいものです。鬆《す》の入っているにんじんはえぐみがあり、おいしく食べられません。中心まで赤いにんじんは、ぜひそのままジュースにするか、スティックサラダで食べることをおすすめします。

スティックサラダは、ただ縦に細長く切るのではなく、ノコギリの歯のように切れ目を入れることで、マヨネーズなどがつきやすくなります。細く切れ目を入れ、氷水で冷やすと花が開

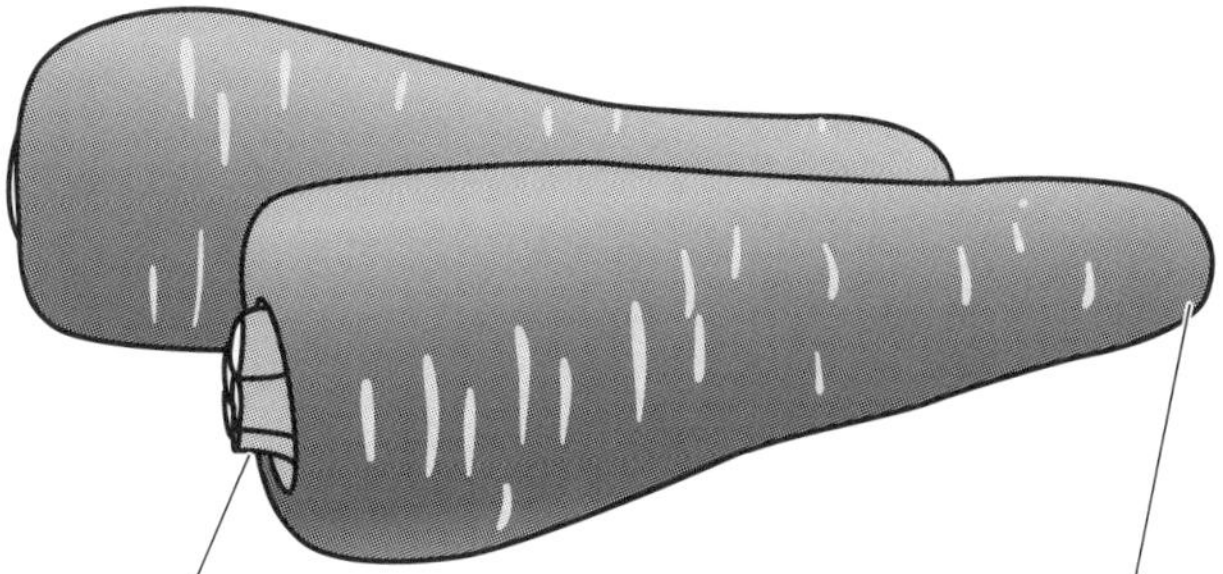
切り口が中心にあり小さい
細すぎず、丸みのあるもの

小ぶりで色があざやか、切り口が小さくて新鮮なものがおいしい。泥付きにんじんは室温保存

くようになり、見た目もおいしく食べることができます。

裏方情報

バラ売りがおすすめ。袋入りはスーパーとは別の場所で袋詰め作業をしてから運ばれるため、鮮度が落ちていることが多い

お店に確認しよう

❶中心まで赤いのはどれ？
❷ジュースでおいしいものはどれ？
❸生食でおいしいものはどれ？

ごぼう　カットものより1本ものを

ごぼうは**まっすぐで、ひげ根が少ないもの**がおすすめです。太さは**あまり太すぎず、先にいくほど細くなっているもの**を選びます。太いものは中に鬆《す》が入っていることあります。ひび割れのあるものも避けましょう。

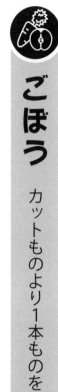

きれいに洗って切ってある洗いごぼうも売られていますが、おいしいごぼうを食べるためには、泥付きの切られていないものを買いましょう。**泥付きのほうが長持ち**します。

とはいえ、ごぼうは泥が付いていても鮮度が落ちやすいので、使用するぶんだけ購入し、買ったらすぐに調理しましょう。庭があれば、泥付きのものは土の中に埋めておくと、より長持ちします。

ごぼうの香りやうまみは、皮にあります。皮をむかずに、たわしでこすって泥と一緒に落とす程度で調理しましょう。

ごぼうは、切ると断面が変色しますが、水か酢水につければ変色を防ぐことができます。ただし、長くつけすぎるとせっかくの栄養分が出てしまうので、要注意です。

ごぼうには油がよく合います。切ったごぼうをぬるめの油で煮ると、すぐにやわらかくなります。油からごぼうを出して、そのままでも、または醤油《しょうゆ》などで味をつけても、おいしく食べ

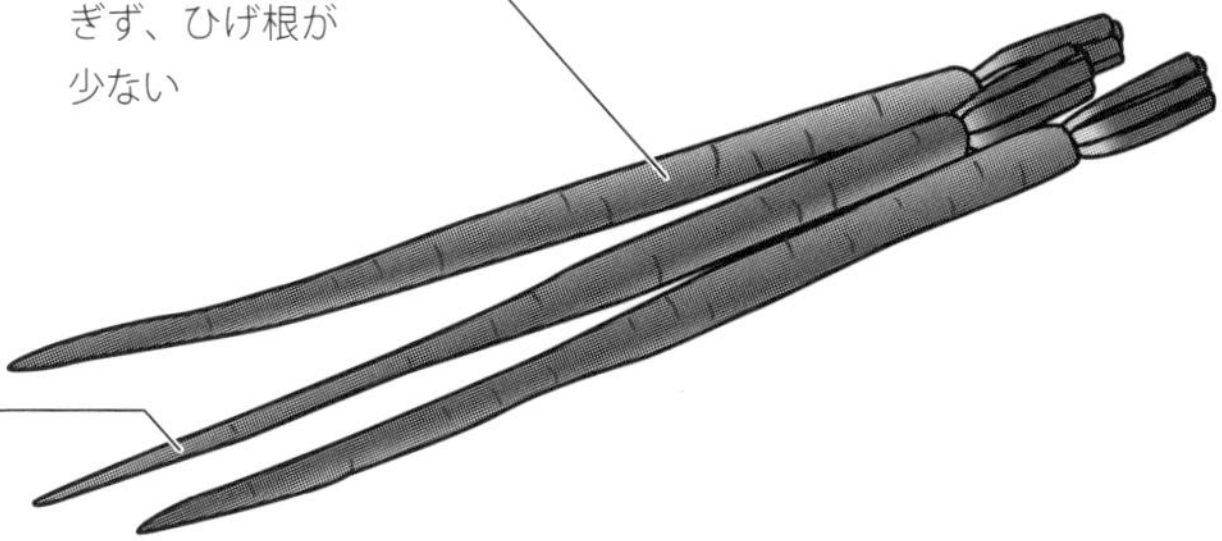
まっすぐで太すぎず、ひげ根が少ない
先にいくほど細くなっている

洗いごぼうより泥付きのごぼうを買う。まっすぐで太すぎず、ひげ根が少ないものを選ぶ。太いものは中に鬆が入っていることも

ることができます。

きんぴらごぼうをつくるときにも、たっぷりの油で炒めるとおいしくできあがります。

裏方情報

3本にカットされた袋詰め品は売れ残って曲がってしまったごぼうの使い回し。1本ものでまっすぐなものがおすすめ

お店に確認しよう

❶ 泥付きのごぼうはある？
❷ きんぴらにしておいしいものはどれ？
❸ いつ収穫されたの？

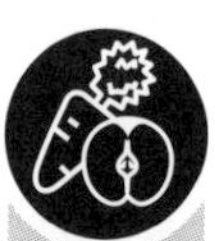

大根　買ったらすぐ葉を切り離す

大根は収穫時の作業が大変なため、細く、短く、そして辛《から》みの少ない青首大根が増えてきました。**大根は白くてツヤとハリがあり、持ったときにずっしりと重たいもの**を選びましょう。**ひげ根は少ないほうがよい**です。

葉付きのものは、**葉があざやかな緑色でシャキッとしていて、左右対称なもの**を選びます。葉が黄色くなったものは古い証拠。

葉付きのものを買ったら、**葉を切り離し、葉と白い部分を別々にして冷蔵庫で保存**します。葉がついたままだと白い根の部分の水分が奪われてしまうからです。葉は茹《ゆ》でて、根の部分は新聞紙やラップにくるみ、立てて保存します。

大根の葉は決してゴミではありません。スーパーの売り場で葉を切って捨てていく方がいますが、小さく切って味噌汁の具や油炒めにすると、おいしく食べられます。とくに油揚げと炒めると本当においしいものです。

大根は部位によって味が違います。**葉に近い部分のほうはかためで辛みが少なく、真ん中の部分はやわらかくて甘みが強く、先に近いほうは辛みが強くなります。**おろしで食べる場合は、お好みで、葉に近い辛みの少ない部分か、先の辛みの強い部分を使いましょう。

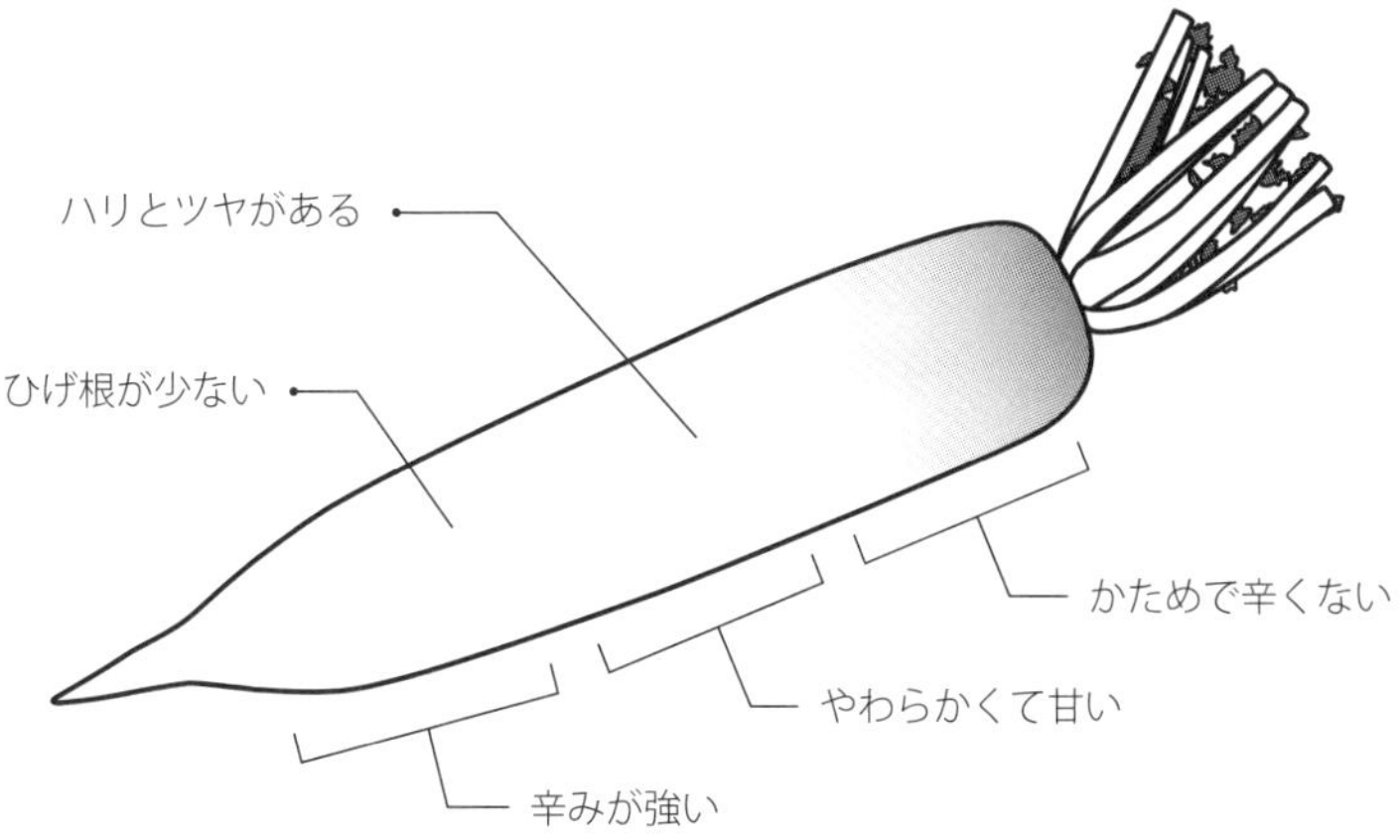
ハリとツヤがある
ひげ根が少ない
かためで辛くない
やわらかくて甘い
辛みが強い

ずっしりと重量感があるものがいい。葉付きの場合、葉はあざやかな緑色で左右対称のもの。甘みの強い真ん中部分、辛みの少ない葉に近い部分、辛みの強い先端部分、と異なるので、カット大根を選ぶ参考に

収穫から時間がたって辛くなってしまった大根は、すり下ろして野菜の入った鍋に入れると非常においしく食べることができます。

裏方情報

ラップでくるんだカット大根はスーパーでカットしている。ビニール袋にきれいに入ったものは外部のカット業者からの仕入れ品で、日がたっている可能性あり

お店に確認しよう

❶ 大根おろしでおいしいものはどれ？
❷ おでんにしておいしいものはどれ？
❸ このカット大根はいつ切ったの？

かぶ

実より葉のほうが栄養豊富

春の七草の「スズナ」はかぶのことです。かぶは**皮ごと食べることができるので、白い実の表面のきれいなもの、割れていないもの**を選びます。割れている野菜は、かたくなってしまっている可能性があります。大根のように長く成長しているものよりも、**肩が盛り上がって、ふっくらと丸みのあるもの、重みのあるものがおすすめ**です。

かぶは葉がついたまま売られています。**緑があざやかでシャキッとまっすぐな葉が新鮮**です。しなびているものは避けましょう。

買ったら、葉をすぐに切り落としましょう。野菜はつねに生長しているので、葉が生長するために実の部分がやせ細ってしまうのです。切り分けて、別々に保存します。とくに葉のすき間には泥などが詰まっているので、葉を切ったらきれいに洗うことが必要です。

寒い日に煮たかぶをすりつぶしてスープにすると、体が温まります。かぶの葉は大根の葉よりもやわらかく、切り落とした葉は、軽く茹でて油で炒めると本当においしいものです。

じつは**実よりも葉のほうが、カロテン、ビタミンC、E、カリウム、カルシウムなどの栄養素が多く含まれています。**ぜひ捨てずに食べてください。

飛騨《ひだ》地方には独特の赤かぶがあり、漬け物が市販されています。お弁当箱の中に赤色、黄

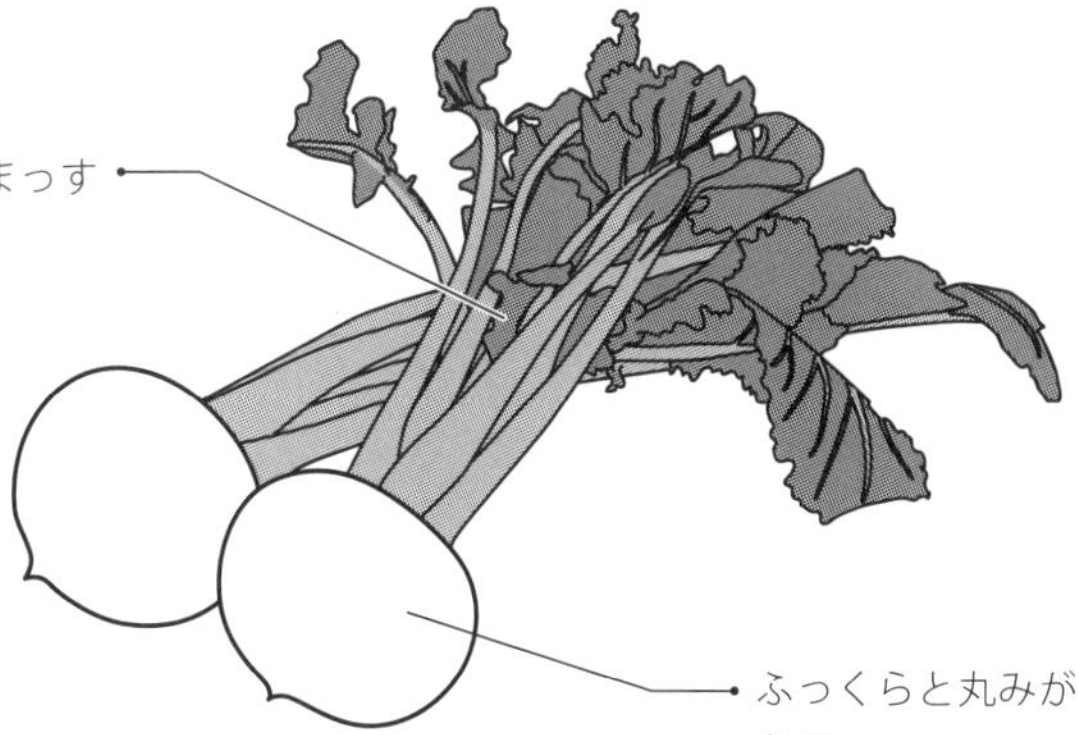

葉付きで、実の部分が丸く、ツヤがあり重たいものを選ぶ。葉と根を切り分け冷蔵保存し、なるべく購入当日に調理する

色、緑色があると、食欲がわくものです。赤はミニトマトだけでなく、赤かぶの漬物を使用してみませんか。

裏方情報

葉っぱがしおれてくると、カットして実だけで販売する。切り口が新鮮に見えてしまうので、葉付きのもの以外は要注意

お店に確認しよう

❶いつ収穫されたもの？
❷煮物にしておいしいものはどれ？
❸スープにしておいしいものはどれ？

じゃがいも

光に当たらないように保存

じゃがいもは、たまねぎ、にんじんと同じく、常備しておきたい野菜です。茹《ゆ》でるとほくほくになり、じゃがバターの定番である「男爵《だんしゃく》」、細長く独特の甘みがあり肉じゃがに最適な「メークイン」、芽が赤く黄色みが強くポテトサラダにするとおいしい「きたあかり」、冷蔵保存すると甘みが増し、さつまいものような味になる不思議なじゃがいも「インカのめざめ」などの種類があります。料理に合ったものを選びましょう。

小ぶりで、持ったときにずっしりと重みがあるものがおいしいものです。表面にしわや傷、でこぼこがないもの、しなびていないもの、芽が出ていないものを選びます。

スーパーではじゃがいもは透明な袋に入れられて販売されていることが多いでしょう。屋内ならまだしも、日の当たる店頭で販売すると、発芽したり緑色に変色してしまいます。

じゃがいもの芽（芽とその芽の根元）や、緑色になった皮の部分には、天然毒素であるソラニンやチャコニンが多く含まれているので、これらの部分を充分とり除いてから使いましょう。

家での保存は、風通しのよい冷暗所で、**電球の光が当たらないように新聞紙でくるむなどしておくことが必要**です。このとき、りんごといっしょにくるんでおくと、りんごから出るエチ

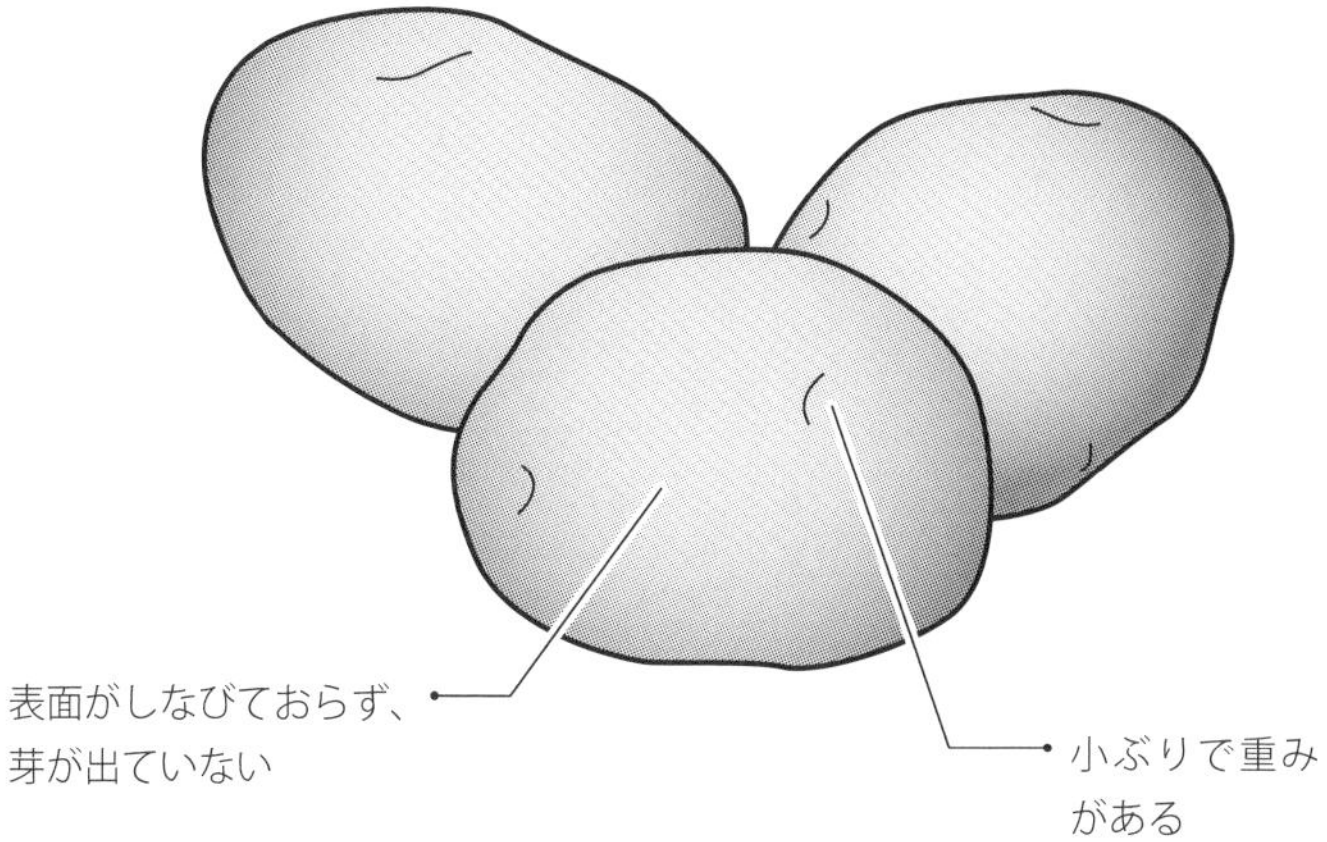
表面がしなびておらず、
芽が出ていない
小ぶりで重み
がある

小ぶりで表面がなめらか、重みのあるものを選ぶ。保存は光の当たらない冷暗所で、新聞紙などでくるんでおく

レンというガスの作用で発芽を抑制するといわれます。発芽しやすい**夏場は、新聞紙でくるみビニール袋などに入れて冷蔵庫で保存すると長持ち**します。

裏方情報

バラ売りの売れ残りを、袋詰めで販売している場合がある。紫外線カットの袋でなく、普通のビニール袋で売る店が多い

お店に確認しよう

❶ポテトサラダでおいしいものはどれ？
❷肉じゃがでおいしいものはどれ？
❸天ぷらでおいしいものはどれ？

さといも
黒ずんだものは避ける

さといもは乾燥に弱いので、**すこし湿り気があるもの**を選びます。湿り気を保つためにも泥付きのもののほうがよいでしょう。**ふっくらと丸くて表面に変色やキズがなく、ずっしり重たいもの**を選びます。

形がいびつなものや、やわらかいもの、おしりを押してフカフカしているものは鮮度がわるく傷《いた》んでいる可能性も。野菜を選ぶときには、土が手につくことをいやがらずにひとつひとつ手に取って選ぶことが大切です。

さといもは**鮮度が落ちてくると、黒ずんでくる**傾向があるので、黒ずんだものは避けましょう。**皮をむいたときに、赤い斑点や変色しているものはおいしくありません。**

冷蔵庫に入れると低温障害を起こして傷みやすくなるので、泥付きのまま、新聞紙などにくるんで冷暗所で保存します。

さといもの皮をむくと手がかゆくなりますが、**手に塩をつけてむくか、酢水をつけてむくとかゆくなりにくくなります。**

さといもの皮をむいたものが市販されていますが、皮がむかれたさといもは、表面がかたくおいしく食べることはできません。一度茹《ゆ》でてある冷凍食品のさといもは品質が改善され、煮

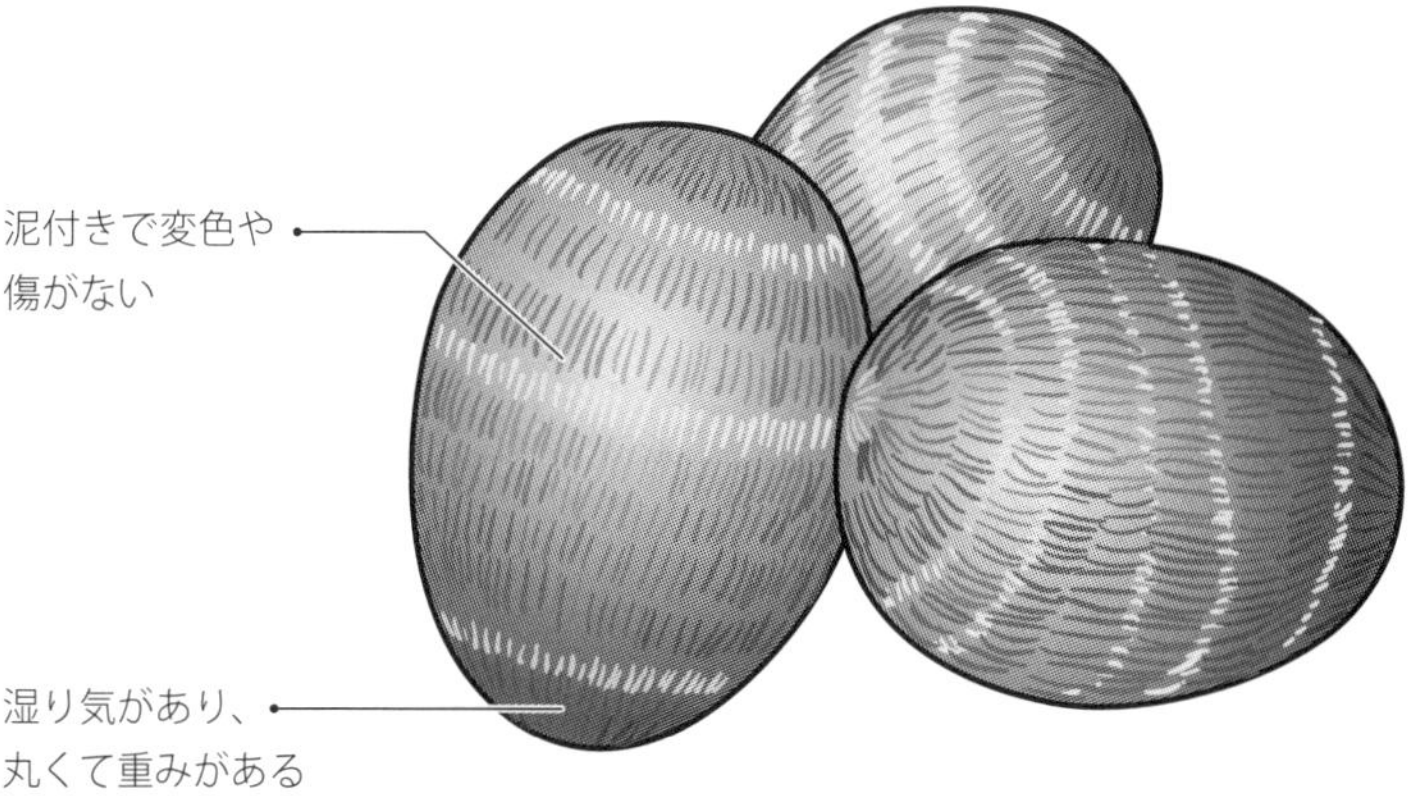
泥付きで変色や
傷がない
湿り気があり、
丸くて重みがある

泥付きで、黒ずんでいないもの、丸みがありずっしりしたものを選ぶ。皮がむかれたものは買わない。冷蔵庫には入れずに、泥の付いたまま室温保存する

物などで食べる場合は非常においしく食べることができます。皮むきされた生《なま》のものはおすすめできませんが、**冷凍食品のさといもはおすすめ**です。

裏方情報

大きさが揃ったものは調理に便利だが、未選別のもののほうが、安くておいしい場合が多い

お店に確認しよう

❶ 蒸して食べておいしいものはどれ？
❷ いかと煮ておいしいものはどれ？
❸ 泥付きのものはある？

やまいも

傷がないかどうかチェック

やまいもは細長い「長いも」と銀杏《いちょう》の葉の形をした扁平《へんぺい》な「大和《やまと》いも」が、スーパーなどで売られています。収穫するまで土の中で保存し、販売する前に土から掘り出すため一年中おいしく食べることができます。

長いもはあまり細すぎず、**太くまっすぐで、持ったときにずっしりと重みのあるもの**を選びましょう。カットされたものは、なるべく太く、切り口が白くてみずみずしいものがよいでしょう。切り口が変色したり、細いものはあまりおいしくありません。

大和いもは薄茶色で、先端が扇状にふくらんだものを選びます。長いもも大和いもも、**表面がなめらかでハリがあり、傷がないものがよい**でしょう。

皮をむくとぬめりが出て持ちづらくなりますが、**表面に酢をつけることで変色せず、ぬめりもなくなります。**

保存は、カット前のものは皮をむかずに新聞紙で包んで冷蔵庫へ。使いかけのものはラップでぴっちり包んで冷蔵庫へ入れましょう。

すりおろしたやまいもは、冷凍保存すればおいしく食べることができます。やまいものまま冷蔵庫などで保存するよりも、すったものを凍らせておいたほうがおいしいものです。

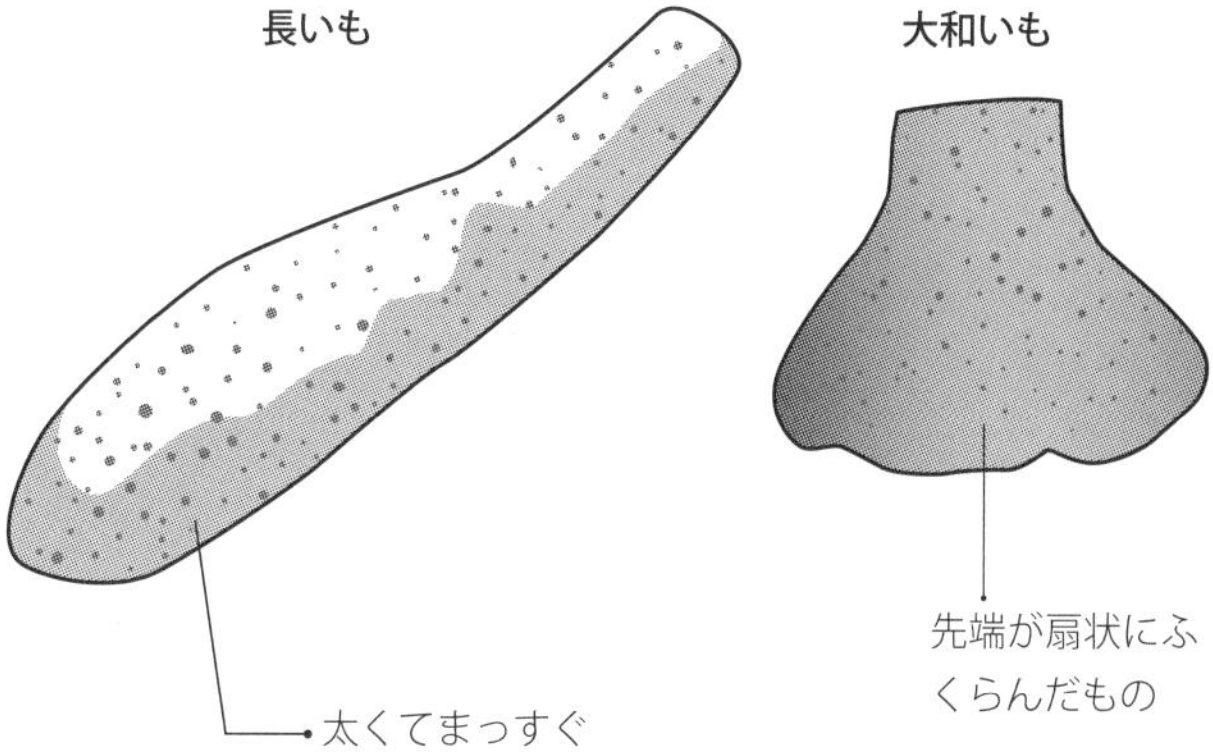

表面がなめらかで傷がないもの、持ったときにずっしりと重みのあるものを選ぶ。保存は皮をむかずに新聞紙で包んで冷蔵庫へ

ただし、すりおろして卵を入れたり味つけした「とろろ」は、細菌が繁殖《はんしょく》しやすくなります。とろろは冷蔵保存はせずに、調理後すぐに食べきることが大切です。

裏方情報

真空パックになっていても常温販売されているものは買わない。とろろになったものは雑菌が混入している可能性あり

お店に確認しよう

❶ 短冊にしておいしいものはどれ？
❷ とろろにしておいしいものはどれ？
❸ そばに入れておいしいものはどれ？

れんこん

切り口の白さを確認

れんこんは、**ふっくらして太くてまっすぐなもの、重みのあるもの**を選びましょう。漂白されていず、**泥付きで、皮はすこし黄色みを帯びたもの**がおすすめです。

れんこんはいくつもの節がつながっています。芽に近い端っこの「第1節」がいちばんやわらかく、第2、第3と**芽から遠くなるにつれて、繊維が増えてかたさが増します。**第1節は「芽バス」とも呼ばれ、サラダや酢の物などに最適です。

スーパーなどでは、カットされた状態で売られていることが多いので、節がどこのもののかわからず、残念です。

れんこんの切り口は、時間とともに黒ずんでいきます。切り口が変色しているものは古いので避けましょう。**断面が白くてみずみずしいもの、穴の中が黒くなっていないもの**を選びます。

1節丸ごとを保存するときは、**乾燥しないよう、新聞紙に包んで冷蔵保存**します。切ったものは、切り口が変色しないようラップして保存します。

れんこんは、薄く切り熱湯を通すとシャキシャキに仕上がります。乱切りにして70度くらいの弱火で煮ると、もっちりとした食感に仕上がります。ぐらぐら煮立てると甘さがなくなるの

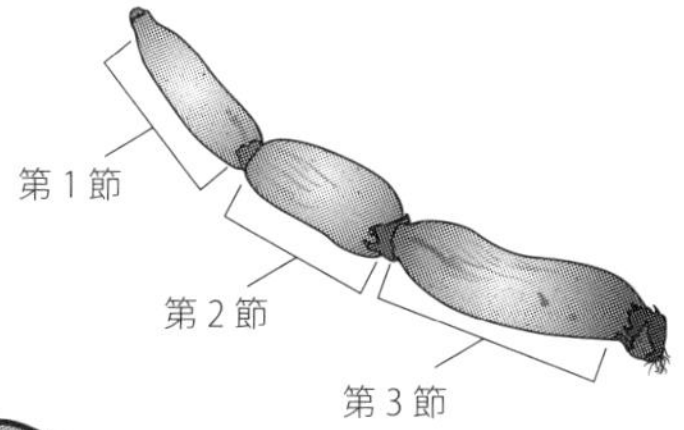

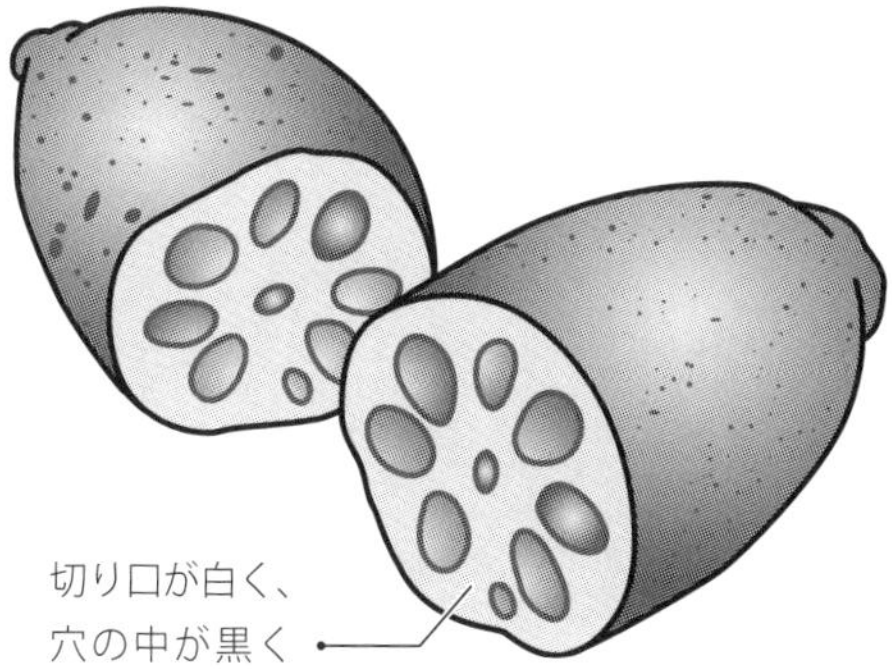
切り口が白く、穴の中が黒くなっていない

切り口が白くてみずみずしいもの、穴の中が黒くなっていないものを選ぶ。泥付きの切られていないものを買ったら、料理に応じて使う部位を変える

で、火加減に注意が必要です。

巻き寿司、いなり寿司にれんこんを加えると、シャキシャキの食感を楽しむことができます。

裏方情報

乾いた表面をカットして再販売することも。まわりがしぼんでいるのに断面だけがきれいなものは要注意

お店に確認しよう

❶ 第1節のものはどれ？
❷ サラダに適した部位を教えて
❸ 肉詰めにはどこの部位がいい？

しいたけ

カサの裏のひだが白いものを

しいたけ、まいたけ、エリンギなどきのこ類は、人工栽培《さいばい》方法が研究され、容易に手に入るようになりました。

しいたけの栽培方法には、クヌギやコナラの原木《げんぼく》を使う「原木栽培」と、広葉樹のおがくずにフスマなどの栄養源を加えた培地《ばいち》を使い、温度、湿度が管理できる施設できのこを育てる「菌床《きんしょう》栽培」があります。作業の機械化がしやすく、気象条件などにあまり影響を受けない**菌床栽培は、生しいたけの9割近く**を占めています。**乾《ほし》しいたけは、原木栽培でつくられているものがほとんど**です。

木の栄養分で２５０日から３００日かけて育つ原木しいたけと、90日程度で育つ菌床しいたけでは、味や品質が異なります。原木しいたけのほうが味、香り、歯ごたえが強いもの。焼きしいたけなどでしいたけ本来のプリプリした食感を楽しみたいときには原木しいたけ、鍋、煮物などで他の食材の味とともに食べるときは菌床しいたけがおすすめです。

生しいたけは軸が太く、肉厚でカサが開ききっていないものがおいしいものです。カサの裏のひだが赤くなっているのは鮮度が落ちています。水で洗うと風味が落ちるので、汚れはペーパータオルでふき取る程度に。

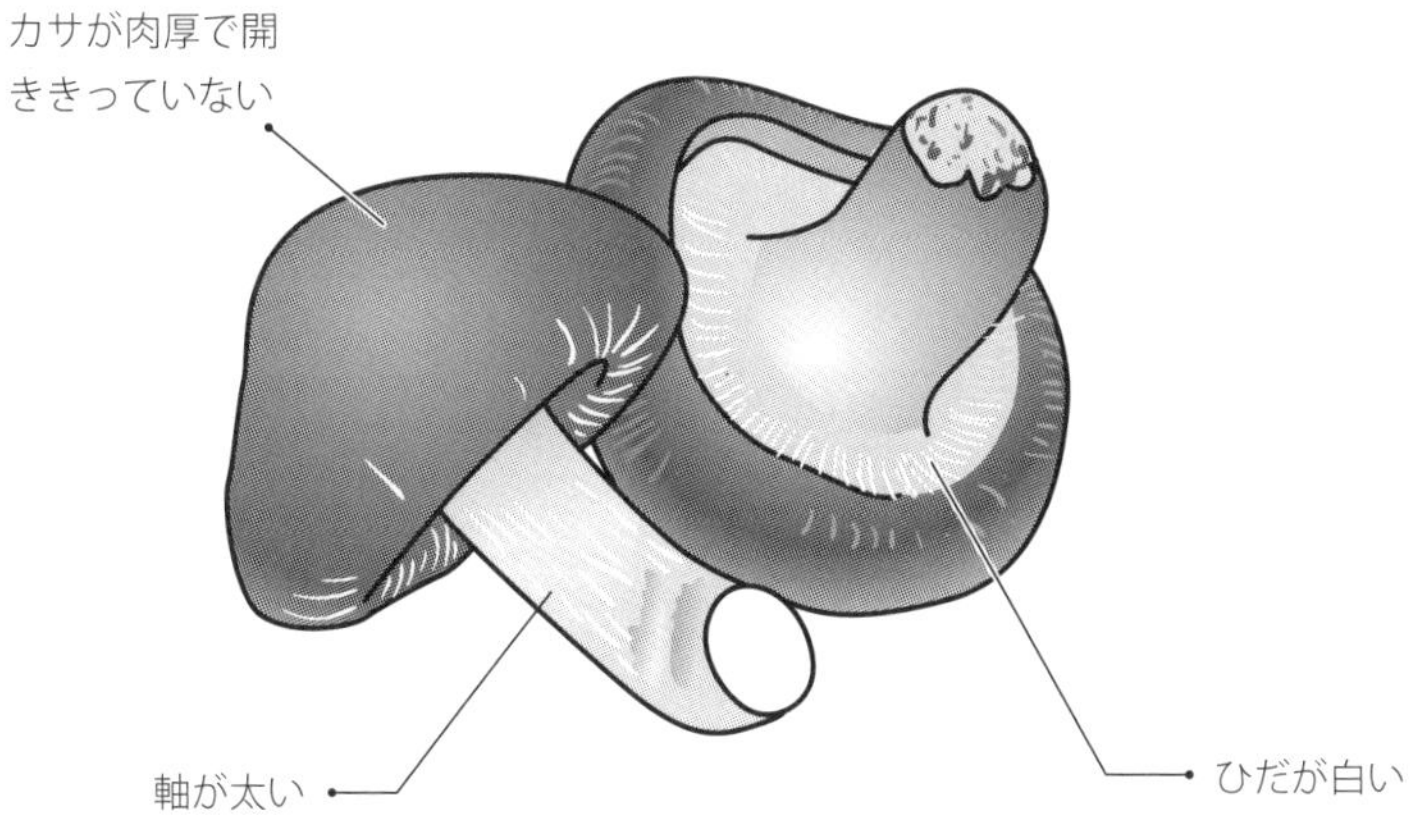
カサが肉厚で開ききっていない
軸が太い
ひだが白い

軸が太く、カサが肉厚で、裏のひだが白いものを選ぶ。調理前に水洗いせず、汚れはふき取る程度に。軸を上に向けて冷蔵保存する

ビニール袋に入って売られている生しいたけは袋から出し、**水けをふき取って軸を上に向けて置き**、乾燥しないように新聞紙などにくるんで冷蔵保存します。

裏方情報

菌床栽培の材料であるおがくずには放射性物質がたまりやすい。気になる人はおがくずの産地を聞いてみる

お店に確認しよう

❶ バーベキューでおいしいきのこはどれ？
❷ 煮物にしておいしいものを教えて
❸ 出汁《だし》がよく出る乾燥しいたけはどれ？

もやし　加熱料理が前提

鶏卵と並ぶ物価の優等生です。スーパーに行くと特売の目玉のときにはびっくりするくらいの値段で売られているときがあります。

一般的にもやしと呼ばれているものは、緑豆《りょくとう》やブラックマッペ、大豆の種を発芽させた若芽のこと。**種を発芽させて食べると、種本来の状態より栄養素が増える**ため、もやしはビタミンB_1やカルシウム、カリウムなどを多く含んでいます。

スプラウトやカイワレ、アルファルファなどの発芽野菜も、もやしの仲間です。

もやしは中国などから輸入された種を発芽させ育てたもので、価格を抑えるために生産過程のほとんどが自動化されています。

日持ちしないので、鮮度に注意が必要です。買うときは、消費期限が売り場の中でいちばん長いもの、きちんと低温保存されたものを選びましょう。

色白でハリがあるものが新鮮なもやしです。ひげ根や豆の部分が茶色く変色していたり、袋の中に水が出ているものは古いものです。

特売時に、冷蔵販売されていないときがありますが、**室温販売されているもの、冷蔵庫の中で山積みにされているもやしは、安くても購入すべきではありません。**

雪国もやし
雪国もやし
色白でハリがあり、ひげ根や豆が薄黄色

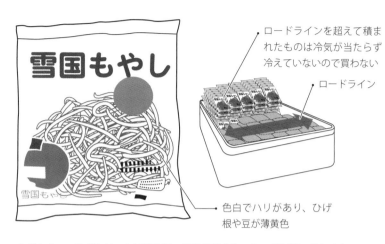

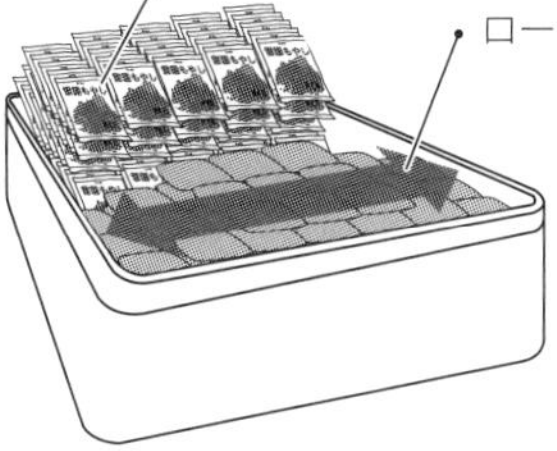
ロードラインを超えて積まれたものは冷気が当たらず冷えていないので買わない
ロードライン

色が白く、ハリがあり、ひげ根や豆の部分が薄黄色のものが新鮮。茶色く変色しているものは古い。日持ちがしないため冷蔵保存が大切

もやしは加熱調理が前提なので、生《なま》で食べるのはおすすめしません。調理の際は手早く炒めるのがコツ。茹《ゆ》でたあとに水にさらすと水っぽくなるので避けましょう。

裏方情報

もやしは冷蔵保存が必要。山積みされてロードライン（積荷限界線）を超えたものは冷えていないので買わない

お店に確認しよう

❶このもやしは製造日はいつ？
❷いつ入荷したの？
❸野菜炒めにしておいしいものはどれ？

大《おお》葉《ば》

農薬が表面に残りがち

料理は彩《いろど》りが大切です。刺身を買ってきてパックのまま食卓に並べるのではなく、皿に盛り直し、赤色、緑色、黄色のツマなどと盛りつけると食欲も増します。刺身の緑色のツマの代表が大葉です。

大葉、えごまの葉などは、肉との相性がいいものです。焼き肉を軽く巻いて食べると、口の中が非常にさっぱりします。彩りもよく、味もいい大葉などはもっと活用したい野菜です。

スーパーで売られている大葉は、きれいな状態でパックされたものか、水を張ったバット内につかって売られていることが多いでしょう。

緑色が濃く、みずみずしくて、葉先までピンとしているものを選びます。しなびていたり、葉に黒い斑点があるもの、切り口が変色しているものは古いので避けましょう。

野菜に残留している農薬を気にされる方は、大葉などの購入はおすすめしません。農薬を1枚1枚の葉にしっかりかかるように噴霧《ふんむ》するので、使用前に表面を洗っても完全に農薬を落とすことはむずかしいからです。

野菜、果物で農薬、添加物の表示が必要なものは、かんきつ類などの防ばい（防カビ）剤のみです。**野菜を育てる過程で使った農薬類は表示されない**のです。

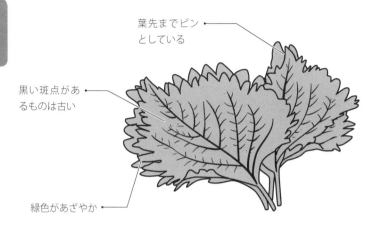

あざやかな緑色で、みずみずしくてハリがあるのが新鮮な大葉。残留農薬が気になるなら、スーパーで買わず、家庭菜園がおすすめ

大葉は栽培がとても簡単です。庭のない方でもプランターなどに種を蒔《ま》いておけば、初夏には大葉が簡単に育ちます。そのまま育てると穂《ほ》じそも楽しめます。

裏方情報

大葉を水につけて売っているのは、シャキッとさせる「蘇生処理」をしているため。新鮮に見えるがおいしいとは限らない

お店に確認しよう

❶使われている農薬を教えて
❷いつ、どこで収穫されたもの？
❸大葉の代わりになる緑のツマは何がいい？

キャベツの千切り

本来のおいしさはない

とんかつの付け合わせ、サラダなどに欠かせないのがキャベツの千切りです。

市販されているキャベツの千切りは、外葉をとったキャベツの芯《しん》を抜いて、丸刃《まるば》のスライサーで千切りにされます。丸刃スライサーを使うと切り口がなめらかになり、口当たりがよくなります。

千切り後、泡の出る水槽《すいそう》で何度も洗浄され、塩素水で殺菌され、工場によっては、塩素以外の〝日持ち向上剤〟につけられて袋詰めされます。

よく使われるのはpH《ペーハー》調整剤です。食品のpHを弱酸性になるよう調整する添加物ですが、食品の腐敗を抑える効果が得られます。敬遠される保存料などを使わなくても、日持ちが向上するというわけです。

また、製造工程で添加物を使用していても、その後に再度すすぎをおこなえば残留しないという理由で、添加物の表示義務がなくなり、表示されていないものがほとんどです。

キャベツの千切りにpH調整剤を使用していても、一括表示からはわからないのです。

家庭で千切りキャベツをつくるときよりも**多くの洗浄をおこなっているため、キャベツが持っている「おいしさ」がなくなってしまいます。**

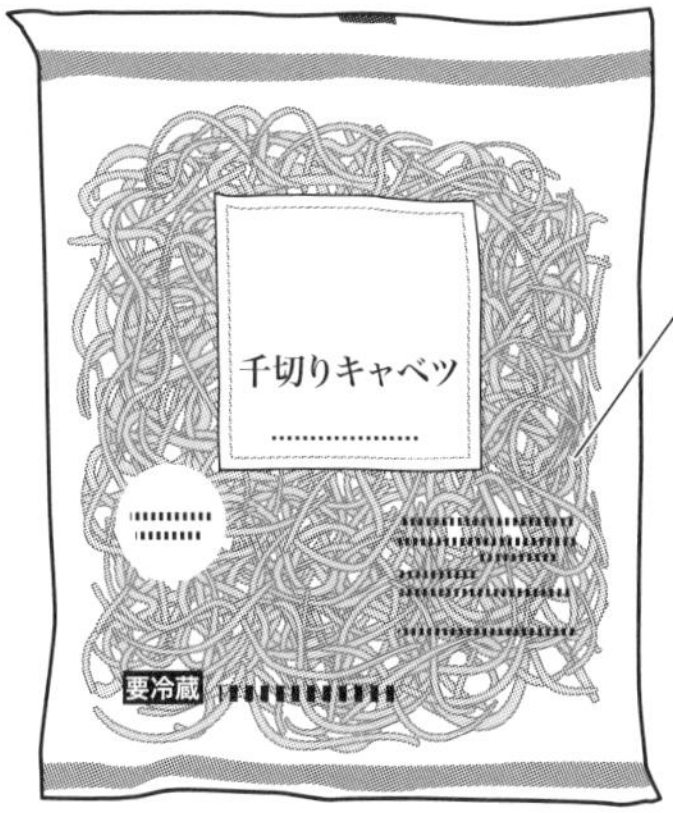
千切りキャベツ
要冷蔵
袋が膨らんでいるものは古くなっているので避ける

カット野菜のキャベツの千切りは、何度も洗浄をくり返しているため、キャベツ本来のおいしさを味わうことはできない

私は、キャベツの千切りなどは、ぜひ家庭で切ってほしいと思っています。キャベツの葉を繊維に沿って切ったものと、繊維と直角に切ったものとでは異なった味が楽しめます。

裏方情報

パックされた袋が膨《ふく》らんでいるカット野菜は、野菜がわるくなってエチレンガスが発生している。賞味期限内でも買わない

お店に確認しよう

❶ 使っている添加物は何？
❷ 表示されていないけど使われている添加物はある？
❸ この千切りはいつ切られたもの？

たけのこ・水煮

買ったらすぐ茹でる

たけのこは生長が早く、生長しすぎて日光に当たってしまったものは、かたくなりえぐみも強くなってしまいます。**生《なま》で買うときは、小ぶりでずっしりと重みがあり、皮の色が薄く、湿っているもの**を選びましょう。日に当たる時間が長いほど皮の色は濃くなります。

また、掘ってすぐに加工しないとえぐみが増すので、**買ったらすぐに茹《ゆ》でましょう。** 根元の切り口に赤い斑点が多かったり、変色しているもの、先端が黄色く開いているものは時間がたっているので避けます。

このように、おいしいたけのこは一年の一時期しか食べることができません。しかし、水煮になったたけのこは、一年中おいしく食べることができます。一時期は国産品の水煮は見かけませんでしたが、最近は九州産のものを多く見かけます。

たけのこは部位によって向いている料理が分かれます。穂先の部分がやわらかくて調理しやすいので、**水煮を選ぶときには穂先の部分を購入すれば、ほとんどの料理に使えます。**

水煮を袋から出すと、節の中に白い粉を見かけるときがあります。これはアミノ酸の一種チロシンと老化したデンプンです。無害ですが、見た目がわるいので洗浄してとり除きます。

水煮の中には、保存性を増すためにクエン酸などの酸が入っているものもあります。味の濃

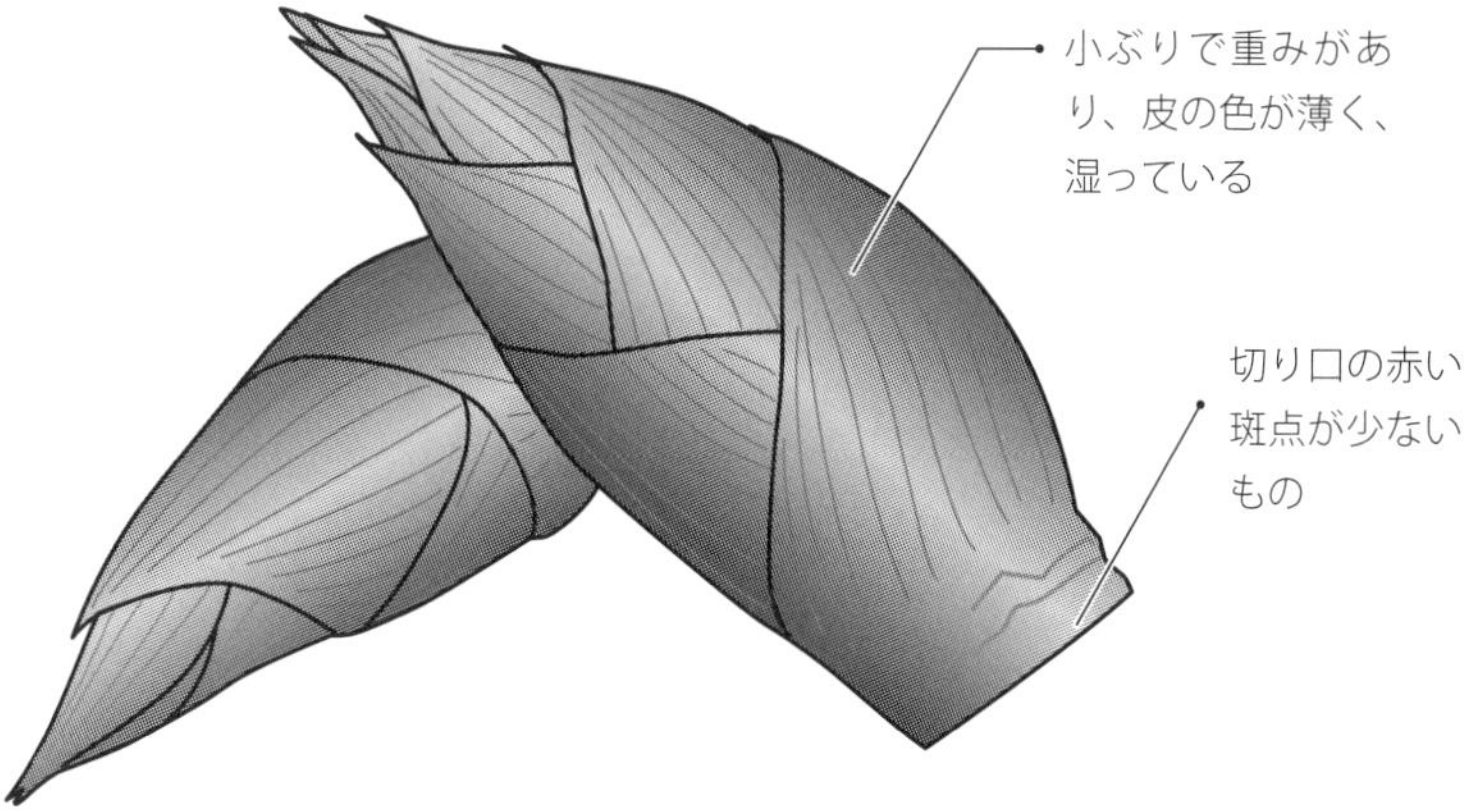
小ぶりで重みがあり、皮の色が薄く、湿っている
切り口の赤い斑点が少ないもの

たけのこの水煮には中国産が多い。安全性が気になるなら、国産のものを選ぶ。クエン酸などの添加物表示があるものは、酸っぱい可能性がある

い料理や春巻のようにたけのこの食感を楽しむ料理はいいのですが、土佐煮などの出《だ》汁《し》で楽しむ料理をつくるときは、原材料表示のところに添加物がないものを選びましょう。

裏方情報

たけのこは皮付き→皮をむいた状態→カットされた状態と使い回されていく。カットされたものは日がたっている可能性大

お店に確認しよう

❶ このたけのこ水煮は酸っぱくない？
❷ 土佐煮においしいたけのこを教えて
❸ いつ収穫されたもの？

カレー・シチューセット 使い回し品が多い

「家でカレーをつくりたい、でも野菜の皮をむいたりする下処理が面倒」という方向けに、カレー、シチューなどにすぐ使えるカット野菜が用意されています。

野菜を買うときには、産地を必ず確認しましょう。野菜の産地は、国内産の場合は県名より細かい産地表示、輸入野菜は国名もしくはよく知られた地名の表示が必要です。

野菜サラダやカレーセットなど**複数の野菜を混ぜてある場合、重量比で50％以上を占めるものがない場合は、「原料原産地」の表示義務がなくなります**（原料原産地とは加工食品の用語で、この場合はカット野菜の原料となる野菜の産地のこと）。

じゃがいもが全体の50％以上の重さがあれば、カレーセットにじゃがいもだけの原料原産地（例「北海道」など）の表示が必要ですが、たまねぎ、にんじんには原料原産地の表示はいらないのです。じゃがいもの重さが50％未満であれば、原料原産地の表示はまったく必要ないことになります。

スーパーで見かけるカレーセットに、「じゃがいも（北海道）、にんじん（北海道）、たまねぎ（北海道）」などと記載してあれば、法律では必要ないけれども、メーカー側がお客様のことを考えて任意で表示しているということです。

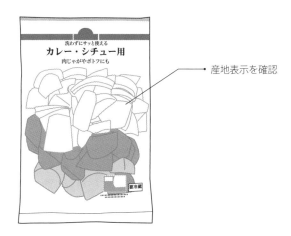

すべての野菜の原料原産地が記載してあるものは良心的。真空パックしてあってもじゃがいもの本来のおいしさは味わえない

じゃがいもは、皮をむくと黒く変色してしまいます。**変色を防ぐために水につけますが、長くつけすぎるとじゃがいものほくほく感がなくなってしまいます。**カレーでもおいしいじゃがいもを食べたいなら自宅で下ごしらえすることをおすすめします。

裏方情報

にんじん、たまねぎは、割れているものや傷《いた》んだ部分をカットして使い回ししている

お店に確認しよう

❶野菜の産地を教えて
❷じゃがいもの色が変わっていないのはなぜ？
❸じゃがいものほくほく感はある？

りんご　いい匂いのするものを選ぶ

果物のおいしさは、五感（目、手、舌、鼻、耳）の、まず目（見た目）で判断します。**尻まで赤くなったりんごは熟していておいしい**です。赤いりんごで、尻の部分にまだ青い色が残っているようであれば、完熟したりんごとはいえません。日陰で充分に日光に当たっていなかったのかもしれないのです。**青りんごは色むらのないものがおいしい**です。

果物は、全般的においしそうな色をしているものを選ぶことが大切です。

手に持ってみて、皮にハリのあるものを選びます。りんごは収穫から適切に保存していれば1年は日持ちするものですが、**保存条件がわるいものはヘタがしなびています。**

つがる、ジョナゴールドなどの一部の品種のりんごは、表皮がベタベタするものがありますが、これは保存しているうちに高級脂肪酸《しぼうさん》というものが果皮《かひ》の表面に出てきたものです。

皮の上から嗅《か》いでみて、いい匂いのするものがおいしいものです。

また、すいかなどは、たたいた音でおいしさを判断しますが、りんごも軽くたたいてスカスカの音がすれば、ぼけたりんごの可能性があります。

いちばん確かな選び方は、試食です。甘いだけのりんごをおいしいと思う方が多いのですが、果物は酸味があったほうがおいしく感じるものです。ぜひ試食をしてみてください。

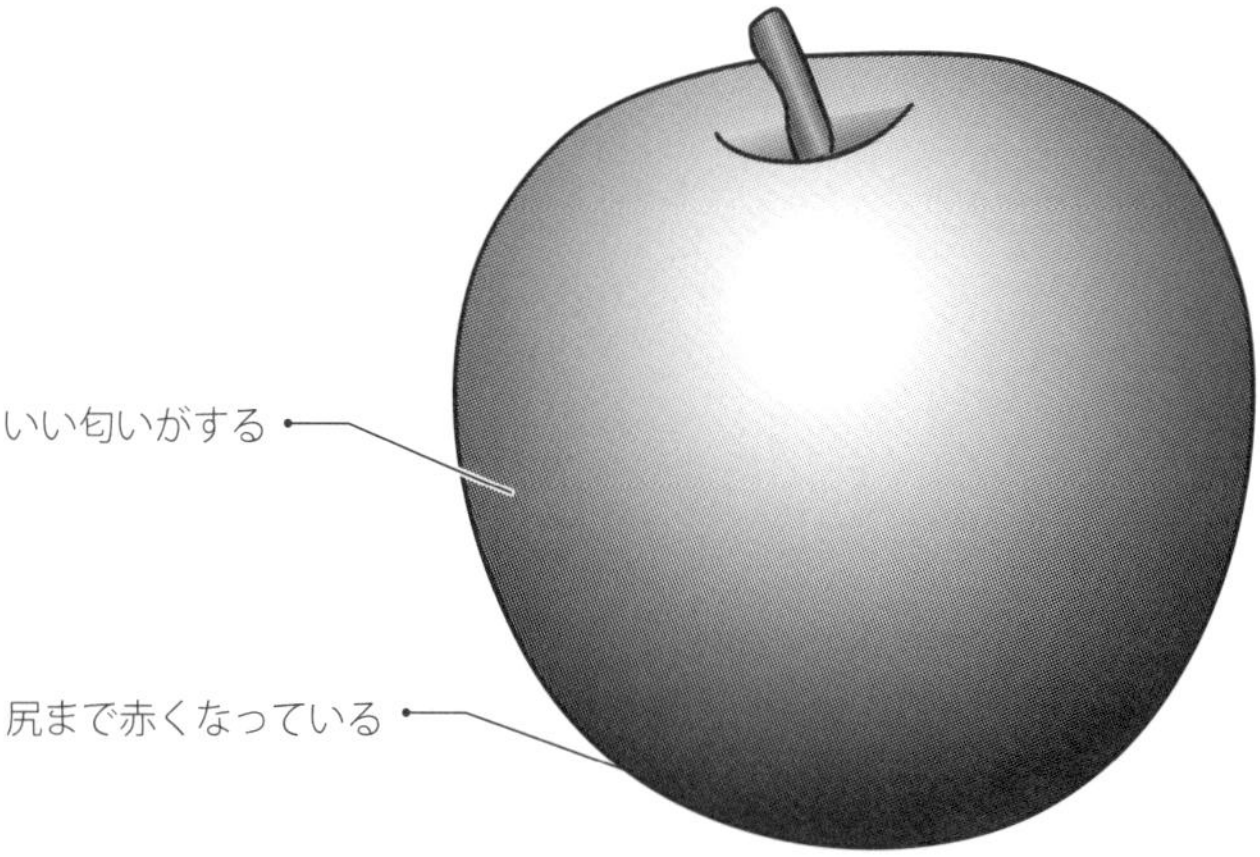

ハリがある、尻まで赤い、いい匂いがする、ヘタがしなびていない、たたくとスカスカした音がしない、がポイント

私が子どものころ、風邪《かぜ》をひくとすりおろしたりんごに卵黄を落として食べていました。風邪ぎみのとき、胃腸が弱ったときに、すりおろしたりんごは身体にやさしく感じます。

裏方情報

カットフルーツのりんごには腐った部分を切除してパックし、「今日」の日付をつけた再加工品もある

お店に確認しよう

❶ このりんご、試食できる?

❷ 甘さは糖度何度くらい?

❸ 蜜《みつ》が入っておいしいりんごはある?

みかん

皮が薄いものがおすすめ

みかんと呼ばれているもののほとんどが「温州《うんしゅう》みかん」になります。皮がむきやすく、大きさも手ごろなため、冬のこたつの上には必需品の果物といえます。

形は少し扁平《へんぺい》なもの、皮の色つやがよく、皮が薄いもの、ヘタがなるべく小さいものがいいみかんです。手に持ったときに皮がゴワゴワとかたいもの、皮が中身から浮き上がっているものは鮮度がよくありません。

おいしいみかんを食べるには、みかんの旬に食べるのがいちばんです。日本のみかんはおいしいものが多いので当たり外れはそれほどないと思います。

一部のみかんは皮が青くても中身が甘くなっているものもあるので、青いから酸っぱいということにもなりません。

「初物を食べると寿命が延びる」と昔からいわれているため、食べ物が本当においしくなる旬まで待てない方もいるかもしれません。でも、人工的に収穫期を早くしたり遅くしたりしたものではなく、価格の下がった**本当の旬に食べればおいしいものに必ずあたる**はずです。

みかんは1個売り、ネットに入ったものなどがありますが、箱で購入するときには、必ず箱を開けて、すべてのみかんを確認してから購入することが大切です。お店にいえば対応してく

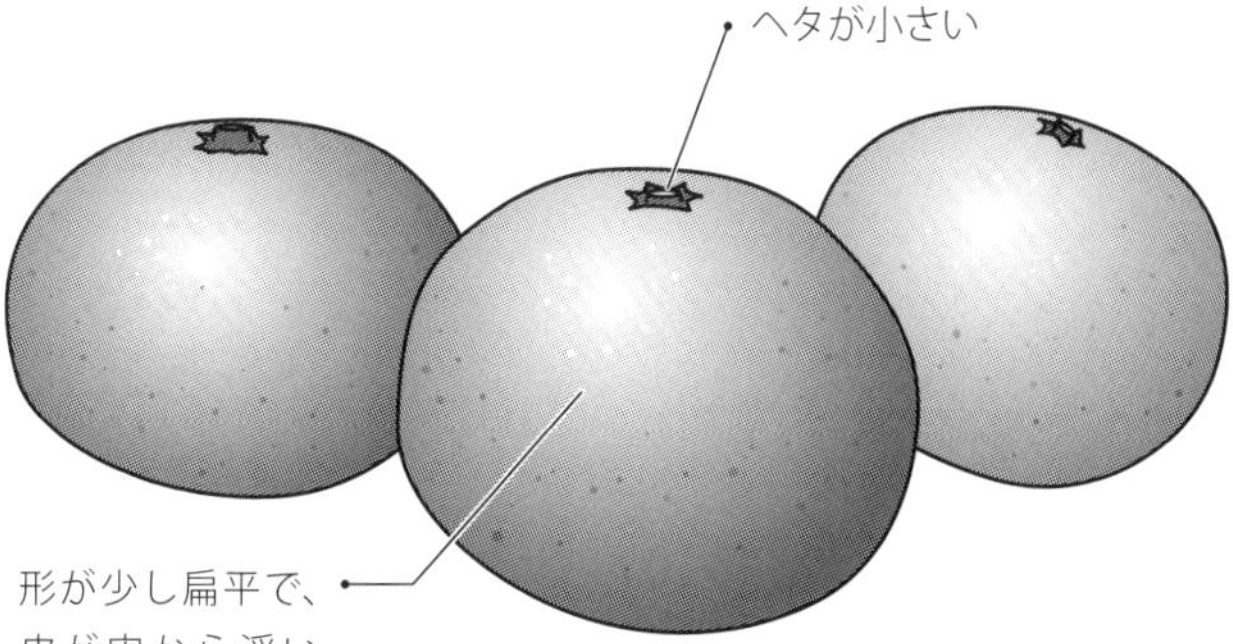
ヘタが小さい
形が少し扁平で、皮が実から浮いていない

色つやがよく、皮が薄いもの、ヘタが小さくて、皮が浮いてないものがいいみかん。箱買いをするときには、中のみかんが傷んでいないか確認する

れます。底のほうにカビの生えたみかんが1個でも入っていると、すぐに他のみかんまでカビが広がってしまうので要注意です。

裏方情報

カビたみかんを取り除いて、他の箱からカビていないみかんを詰めても、その箱にはすぐカビが回ってしまう。1個でもカビたものがある箱は買わないこと

お店に確認しよう

❶ このみかん、試食できる?
❷ 段ボール箱から出して中身を確認できる?
❸ 酸っぱくておいしいものはどれ?

バナナ　高地栽培が甘くておいしい

輸入される果物の中でいちばん量の多いものはバナナです。ほとんどがフィリピンからの輸入になります。フィリピンバナナは、大きく3種類に分けることができます。

●ローランドバナナ＝標高２００メートル以下くらいの海抜の低い場所で栽培《さいばい》され、栽培期間が比較的短く10ヵ月ほどで収穫する。スーパーで見かけるいちばん安いバナナがこれ。

●ミッドランドバナナ＝標高３００〜５００メートルくらいのいわゆるミドルクラスの標高で栽培したバナナ。ローランドよりも２ヵ月ほど栽培期間が長く、12ヵ月くらいで収穫するため、概してローランドより糖度が高くなる。

●ハイランドバナナ＝標高５００〜７００メートルくらいの場所で栽培したバナナ。昼夜の寒暖差が大きいほど、でんぷんの生成が増え、甘さのもとになるものが多くつくられるためハイランドクラスがいちばん甘くおいしいとされる。栽培期間は14ヵ月と長い。

バナナは皮をむいて手軽に食べることができ、しかも栄養価も高い果物です。カリウム、マグネシウムなどのミネラル類やビタミンB群などが多く含まれています。

バナナは**皮が全体に黄色くなり、付け根がきれいなもの**を選びます。付け根が黒いものは傷《いた》みやすいです。成熟すると皮に現れてくる茶色い斑点はシュガースポットといい、冷蔵庫に入

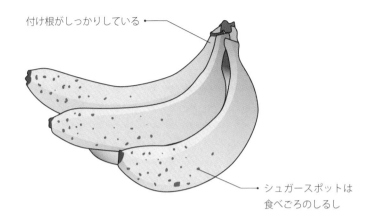

付け根がしっかりした、きれいなものを選ぶ。ハイランドバナナが甘くておすすめ

れたときに低温障害で黒くなるのと違って、食べごろのしるしです。

バナナの病気（新パナマ病）が蔓延《まんえん》してきています。世界的な流行にならなければいいのですが、心配です。

裏方情報

残留農薬やポストハーベスト農薬を気にする人がいるが、皮が厚いので中の実には至らず、高濃度の農薬が残ることはない

お店に確認しよう

❶ このバナナが育ったところはどこ？
❷ 育ったところの標高を教えて
❸ 何日目が食べごろ？

第2章 卵・肉

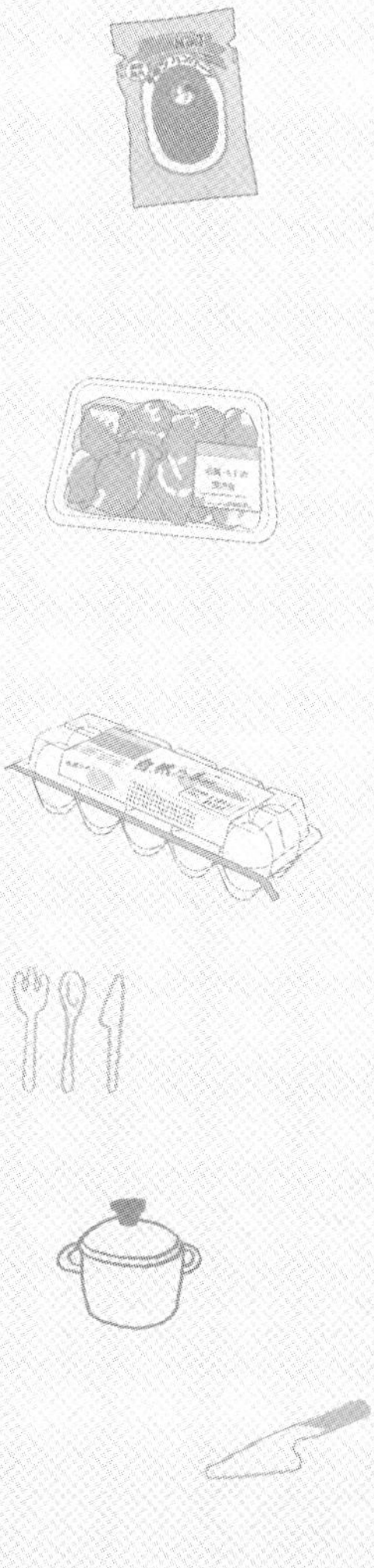

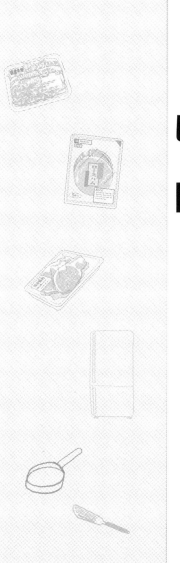

卵

殻の色と栄養は関係なし

新鮮な卵を使った卵かけご飯。炊きたてのご飯に卵の白身だけをかけてふわふわに混ぜ込み、黄身をご飯に落として、醤油《しょうゆ》をちょっとたらした食べ方が私は好きです。

卵にはサルモネラ中毒を起こす可能性があるため、生食《なま》には安全な卵を買うことが大切です。サルモネラ菌は、75度で1分間加熱すれば確実に死滅しますが、すき焼きのときの溶き卵、黄身がやわらかい目玉焼きなどは、サルモネラ菌がいても死滅しません。

サルモネラ菌は8度以下の低温なら増殖《ぞうしょく》を抑えることができます。鶏の体温は40度以上ありますから、産みたての卵も40度以上あります。卵が生まれたら、すぐに8度以下で冷蔵保存することが必要になります。これは輸送のあいだも同じこと。

つまり、**卵には「冷蔵保存」「冷蔵輸送」「冷蔵販売」の3つが欠かせない**のです。特売品として冷蔵されずに、山積みで常温販売されているような卵はおすすめできません。ロードライン（積荷限界線）を超えて並んでいるものは避けます。買ったらすぐに冷蔵庫へ。

「殻《から》が茶色の卵は白い卵より高級で栄養がある」と思うのは間違いです。**卵の殻の色と栄養は関係ありません。**白い羽の鶏が産んだものが白い卵、茶色の羽の鶏が産んだものは茶色い卵になります。一部の店ではそのイメージを利用して茶玉や赤玉の卵を高く売っています。

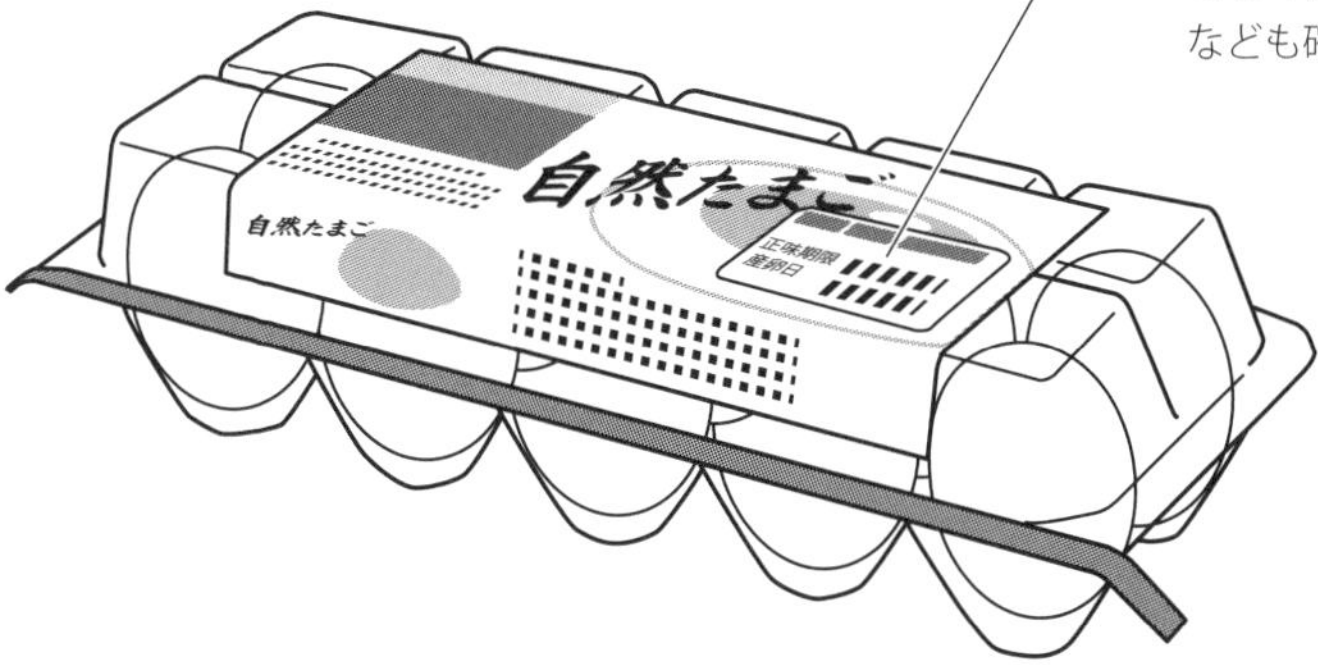

賞味期限だけでなく産卵日や生産農場などの情報も確認する。卵の殻の色と栄養は関係がない

鶏卵は法律上は「産卵日」「生産農場」を表示する必要はなく、賞味期限だけの表示も多いものです。しかし、**いつ、どこで生まれた卵なのかは大切な情報**です。

裏方情報

卵の賞味期限は、産卵日からではなくパック詰めの日から14日先の日付。通常、パック詰めまで最大5日間程度はたっている

お店に確認しよう

❶この卵はいつ生まれたの？
❷サルモネラ菌は大丈夫？
❸生産農場はどこ？

鶏肉

肉の中でいちばん傷みやすい

精肉売り場にはさまざまな鶏肉が売られています。鍋でも焼き鳥でもおいしいのは、絞《し》めてから一度も凍結せずにチルド（5度以下の状態）で売られているものです。

部位は大きく分けて、もも、胸、ささみの3種類があります。ももは脂肪《しぼう》があってしっかりした味です。胸はさっぱり食べることができます。ささみは胸よりもさらにさっぱりしています。

次に鶏の種類。500日以上飼育した卵を産んでいた鶏（卵用鶏）、食肉用には100日以上飼育した地鶏、80日以上飼育した地鶏、50〜60日飼育したブロイラー、50日未満の新子《しんこ》などがあります。

飼育期間が長いほうがうまみ成分が増え、肉がしっかりしてきます。飼育期間が短いほうが肉はやわらかいものです。鶏肉専門店では好みをしっかり伝えて、選んでもらいましょう。

焼き鳥、鶏の唐揚げなどをつくるときには、味付けの直前に食べる大きさに切るようにします。**切り口から、肉のおいしさであるドリップ（肉汁）が流れて出てしまう**からです。

肉は水分を含むほど傷《いた》みやすく、鶏肉、豚肉、牛肉の中で**いちばん傷みやすいのは鶏肉**。豚肉、牛肉とつづきます。昔から**鶏肉は足が早い**といわれますが、処理されてからすぐに食べたほうがおいしいという意味でもあります。絞めてから12時間で熟成が終わり、その後5度以下

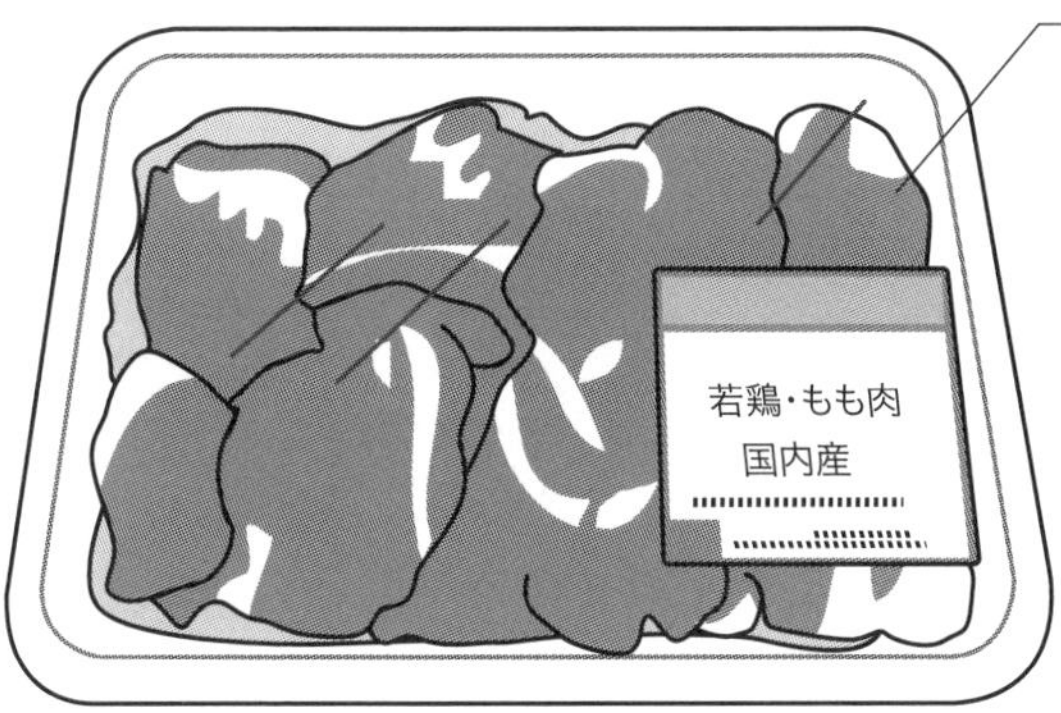
ドリップ（肉汁）
がたまっていない
若鶏・もも肉
国内産

一度も凍結させていない肉、かたまりの肉がおいしい。ドリップが出てしまわないよう、肉のカットは家でおこなう

の冷蔵保存で24時間程度はおいしく食べられます。空気にふれないよう、購入後はすぐにラップで包んで冷蔵庫へ。

裏方情報

チルドの状態で数日間売り、売れ残ったものを冷凍して売る場合がある。当然ながらおいしくない。国産の冷凍鶏肉はこのように使い回しをしている可能性あり

お店に確認しよう

❶この鶏肉はいつ絞めたもの？
❷生まれてから何日で絞めたの？
❸この鶏肉を細かく切ったのはいつ？

豚肉　解凍品はなるべく避ける

おいしい豚肉というと「黒豚」と答える方が多いと思います。地方ごとにさまざまなブランドの銘柄《めいがら》豚が売られていますが、通販などで銘柄豚の鍋セットを購入してもあまりおいしくないと感じたことがある方も多いと思います。そのお肉は冷凍されていませんでしたか。

おいしい豚肉のいちばんの条件は、「一度も凍結されていないこと」です。チルド豚肉は、国産の豚肉だけでなく、アメリカ、カナダ、台湾《たいわん》などからもチルドの状態のまま輸入されています。おいしいとんかつ屋さんの豚肉は輸入されたチルド豚肉が多いものです。

部位を選ぶことも重要です。クセのないやわらかいヒレ肉、とんかつにおいしいロース肉、しょうが焼きに向く肩ロース、赤身が好きならもも肉、脂身《あぶらみ》が好きならバラ肉がおすすめ。

一部のスーパーでは、**スライスされパックされた状態の肉を仕入れて販売している場合があります**（このように加工された状態のものを仕入れ品といいます）。

豚肉は薄くスライスして時間がたつと、うまみであるドリップが流れ出て、スカスカした味になってしまいます。鮮度の面でも、かたまり肉→スライス肉→挽《ひ》き肉と、**空気にふれる面が多くなるほど酸化して傷《いた》みやすくなります。**目の前でスライスしてもらうのが理想です。

パックの豚肉は表示を確認し、店でスライスしたものかどうかを確認しましょう。**「加工

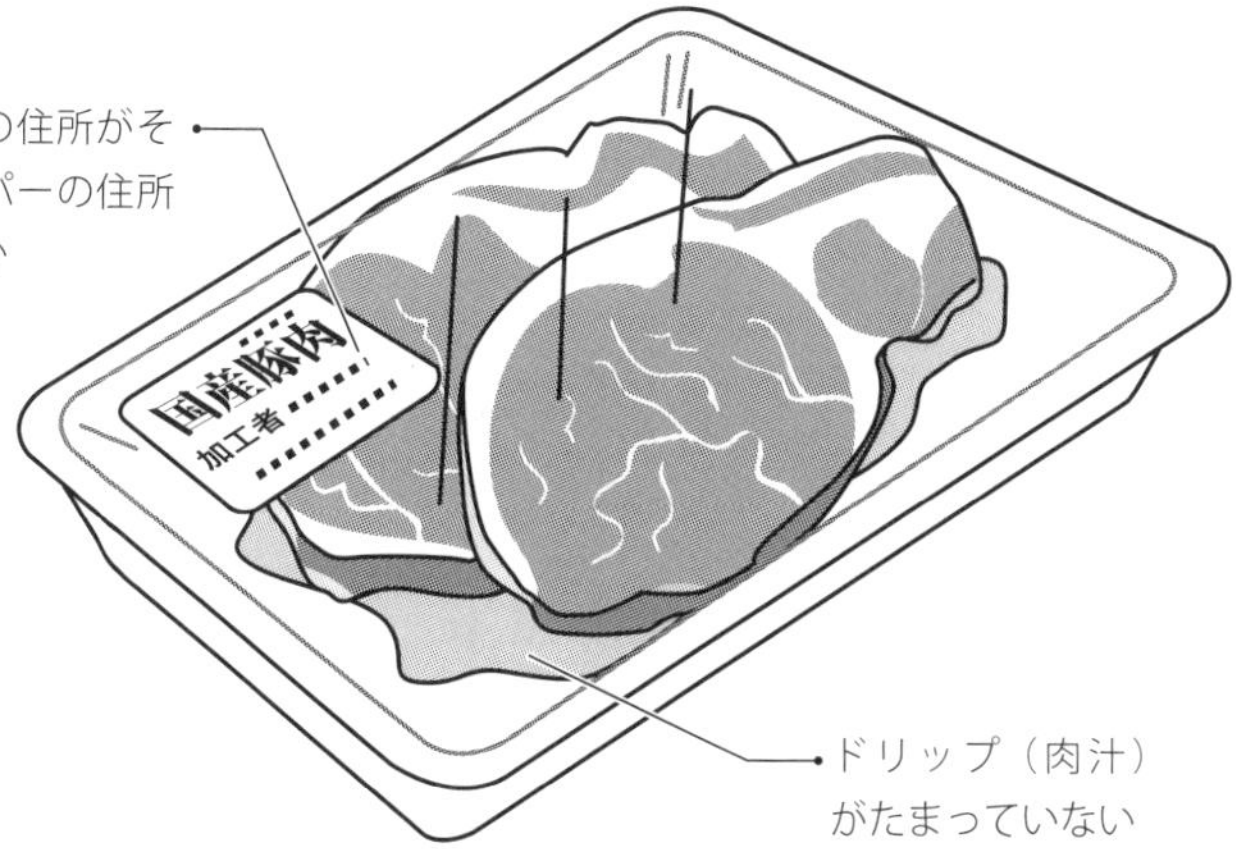
加工者の住所がそのスーパーの住所かどうか
国産豚肉
加工者
ドリップ（肉汁）がたまっていない

豚肉は一度も凍結されず、購入店でスライス、カットされたものを選ぶ。購入後はトレイから出して水分をふき取り、ラップして冷蔵庫へ

者」の住所がそのスーパーの住所でないなら、別のところでスライスされて運ばれた仕入れ品と考えて間違いありません。ドリップが失われている可能性大です。

裏方情報

ほとんどのスーパーでは、開店前に精肉厨《ちゅう》房《ぼう》で1日の販売分をスライスしている。毎日スライスしていれば、ふだんのおかずに使うぶんには問題ない。

お店に確認しよう

❶ この豚肉は凍結したことはある？
❷ しょうが焼きにしておいしいのはどれ？
❸ 厚くスライスしてもらえる？

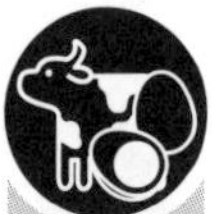

牛肉　目の前でスライスしてもらおう

お肉の中でも牛肉は選ぶのがむずかしいと思います。よく見る国産牛と和牛の表示。この2つはまったく別のものです。

国産牛とは、「日本でいちばん長く育った牛」の肉です。アメリカで生まれた牛を日本へ連れてきて、アメリカで育ったよりも1日でも長く日本で飼育すれば、国産牛になります。**国産牛のほとんどは乳用牛（ホルスタインなど）の雄牛《おうし》を去勢《きょせい》したものか、乳用牛として使えなくなった雌牛《めうし》**になります。

和牛とは黒毛《くろげ》和種《わしゅ》・褐毛《あかげ》和種・日本短角種《たんかくしゅ》・無《む》角《かく》和種の4品種だけに限られます。「松阪《まつさか》牛《うし》」「米沢牛」などは黒毛和種のブランド牛です。「黒毛牛」など黒毛和牛を連想させる名前もありますが、これは別物。

おいしい牛肉はあざやかな赤色です。一般に黒ずんでいるものは古い肉といえます。**肉のきめが細かく、ドリップが出ていないもの、**肉のまわりの**脂肪《しぼう》が黄色く変色しておらずきれいな白色のものが新鮮**です。

高級な牛肉は、スライスされた状態で2日ほど対面販売されます。その売れ残りが今度はトレイにパック牛肉として並びます。**再加工になるので加工日の日付は新しいですが、新鮮では**

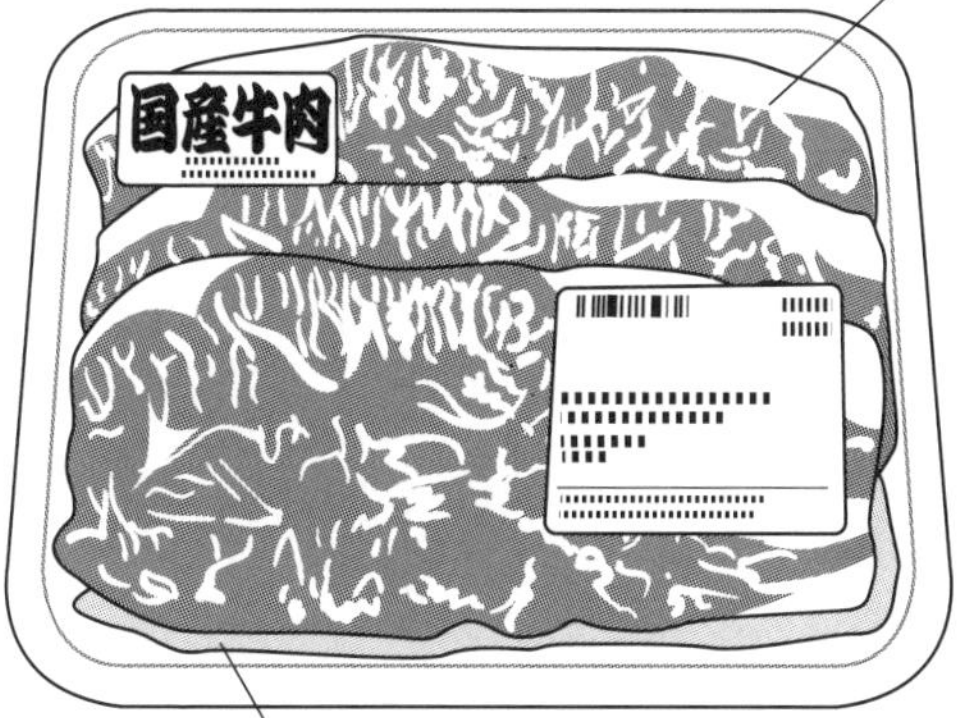
国産牛肉
肉はあざやかな赤色で、脂肪がきれいな白色
ドリップ（肉汁）がたまっていない

おいしい牛肉はスライスしてくれるお店で購入すべき。スライサーのない店で牛肉は購入すべきではない

ないので要注意。また、再加工品でも値段は高めになっています。そのほうが高級感があって売れるからです。

裏方情報

端肉《はしにく》をくっつけてつくった成型肉（サイコロステーキなど）や牛脂を注入し人工的に霜降りにした肉がある（コラム2参照）

お店に確認しよう

❶すき焼きにしておいしい赤身はどこ？
❷焼き肉にしておいしいところはどこ？
❸牛肉コロッケにしておいしいところはどこ？

コラム 1

肉を選ぶとき知っておきたいこと

年末年始、誕生日などの家族が集まるときには、おいしい肉を選びたいものです。おいしい肉というと、鹿児島黒豚、松阪牛、大山鶏《だいせんどり》など、地名がついた銘柄肉《めいがら》をつい選んでしまいます。でも、なぜその肉がおいしいかを売り場で聞いて、納得してから買いましょう。鹿児島黒豚だからおいしいではなく、なぜ鹿児島黒豚がおいしいのかをぜひ聞いてみてください。

■豚肉

豚肉のおいしさは、豚の種類と餌《えさ》でほぼ決まります。銘柄豚によっては、子豚の産ませ方、育て方、飲んでいる水などをうたっている場合もありますが、味の違いはごくわずかです。

たとえば鹿児島黒豚で考えてみましょう。鹿児島黒豚とは鹿児島県でいちばん長く育った黒豚というのが最低条件になります。黒豚と呼ばれるバークシャー種の豚は、一般的には、六白《ろっぱく》と呼ばれる白い部分が6ヵ所あります。白い部分は顔面、後躯《こうく》、4本足の先端部になりますが、ホルスタイン牛のように個体で柄の差が出るので、必ずしも一定ではありません。餌も、さつまいものみを食べたものと、他の餌を食べているものとがあります。

ここから先は一般的には説明されていませんが、大切な点です。同じ鹿児島黒豚でも、屠畜《とちく》後に枝肉《えだにく》の重量をはかり、外観と肉質の各項目の条件によって等級が決められ、**「極上」「上」「中」「並」「等外」の5等級に格付け**されます。同じ親豚、同じ餌を食べて育っても、極上の豚肉から、並、等外の豚肉までできてしまうのです。極上の肉と並の肉とでは、誰が食べてもおいしさが異なります。

ヒレ、ロースなどに切り分けられ、肉屋さんが仕入れた段階までは等級の表示があるのですが、**消費者が購入するときには、等級の表示がなく、「鹿児島黒豚」と表示されているだけ**。奮発して買ったものが、じつは並や等外だという可能性もあります。

おいしい豚肉は、肉屋さんで、銘柄にこだわることなく「すき焼きにするので甘くておいしいのをください」と言って注文し、次回に買い物に行ったときに「おいしかったよ」となるよう、肉の目利きのプロに選んでもらうのがいちばんだと思います。

■牛肉

おいしい牛肉の選び方はもっと複雑です。日本独特の和牛、黒毛牛、国産牛など、牛肉売り場に行くと選択肢は豚肉以上です。

たとえば飛騨牛《ひだぎゅう》であれば、「〔品種〕黒毛和種、〔地理的表示〕岐阜県内で14ヵ月以上肥育、〔格付け〕日本食肉格付協会の枝肉格付で肉質等級が3以上、歩留《ぶどまり》等級がAまたはB以上の全てを満たす牛肉が飛騨牛と呼ばれる。等級が基準外の物は飛騨和牛とされる」と定義されています。**飛騨牛の規格に合わなかったものは飛騨和牛**。まぎらわしい名前です。

日本の牛肉は、サシ（赤身に入った脂肪《しぼう》）が多いほどおいしいとされています。しかし、赤身（筋肉）にサシを多く入れるために、牛に運動をさせずに、穀物をたくさん食べさせています。本来は草食の牛を穀物中心の飼料で太らせ、ビタミンを多く含む牧草などは与えないようにするのです。その結果、ビタミン欠乏症により目が見えなくなったり、関節が腫《は》れて歩けないような状態になる牛もいます。

そのような不健康に育てた霜降り肉が本当にいいかどうか、考え直す時期にきていると思います。牧草を食べて育った健康な牛の肉が本来のおいしさだと私は思っています。

■鶏肉

鳥取県の大山《だいせん》鶏であれば、メーカーでは次のような特徴をうたっています。「こんこんと湧《わ》き出る多くの名水を育む山陰の秀峰大山。その麓《ふもと》を中心に親である種鶏の育成から孵《ふ》化《か》・生産・処理まで一貫した生産体制で取り組んでいます。大山どり専用飼料を与えることで、元気で健《すこ》やかな鶏を育てるとともに、処理工程においてエアチラーシステムを採用することによりドリップの少ない新鮮でおいしい鶏肉を提供しています」

うたわれている特徴の中でおいしさにつながるものは、専用飼料だけです。鶏肉のおいしさのポイントは、凍結されているかチルドのままか。チルドなら、屠畜処理されてから何日後の鶏肉かがいちばん大切な点だと思います。

処理した鶏肉を袋詰めしてチルドで売り、売れ残ったら凍結して販売する場合があります。チルド品が売れ残るまでに、ドリップが出てしまっておいしくなくなっています。同じ銘柄の鶏肉でもおいしさが異なるのは、処理してからの取り扱いの違いによるのです。

一般的なブロイラーの肉が水っぽく感じられる方は、飼育期間が長い鶏がおすすめです。50日前後のブロイラーより長い80日以上の鶏肉をぜひ試してみてください。

「この鶏肉は処理されてから凍らせていませんか」「何日飼育した鶏肉ですか」――この質問に答えてくれるお店で買うことをおすすめします。

豚挽《ひ》き肉

挽く前の原料肉が大切

餃子《ギョーザ》などをつくるときに必要な豚挽《ひ》き肉、購入するお店によってはおいしくない、獣《けもの》くさいと感じるときはありませんか。同じ売り場に売られているロース肉、バラ肉などと同じ豚肉から挽き肉がつくられていない場合があるからです。

挽き肉は、挽いてから時間がたつと色が黒く変色してしまいます。また、脂肪《しぼう》（脂身《あぶらみ》）を多く入れると挽き肉自体が白っぽく見えてしまいます。一方、濃い色の肉を原料に使用すると、退色なども防げ、見栄えのいい挽き肉をつくることができます。そのため、**挽き肉の原料に、ロース肉などとは異なる挽き肉専用の豚肉を使っているお店がある**のです。

通常、豚は生まれてから半年程度飼育し、ロース肉などの肉用として出荷されます。しかし、挽き肉には、肉用の豚を産んだ母親、種付けをおこなった父親など繁殖《はんしょく》用の豚が使われています。大きな豚になるので大貫《たいかん》豚と呼ばれています。大貫豚は赤身の色が濃いため、挽き肉にするとおいしそうな色になりますが、繊維がかたく、獣くさく感じてしまうのです。

おいしい挽き肉を食べるには、料理によってもも、バラなどの部位を選び、**目の前で挽いてもらいましょう。**挽き肉は挽いた時点から変色しはじめますから、**解凍肉ではなく屠畜《とちく》されてから一度も凍結されていない原料肉を使うことが大切**です。お店に売り場の生肉を挽いてくれ

解凍肉は味が落ちている可能性あり
加工者の住所がスーパーの住所と同じかどうか
豚肉挽肉（解凍）
（国内産）
プラ
ラップ
保存温度4℃以下
消費期限16. 12.30
加工者：×××食品株式会社
××市×××区×丁目×番×号
100g当り（円） 128
内容量 125g
（税込価格） 160

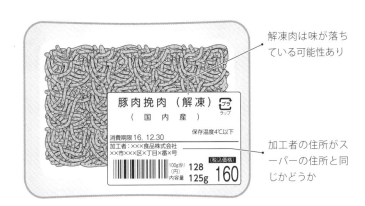

挽き肉をパックした状態で仕入れているお店が増えてきている。ラベルの住所もお店とは異なる。おいしい挽き肉は原料が大切

るよう頼んでみましょう。

餃子などの料理にはバラ肉の挽き肉、肉だんごなどの赤身料理にはもも肉の挽き肉がおすすめです。産地にこだわった黒豚肉などの挽き肉は、肉のおいしさ、脂肪の甘さを楽しむことができます。

裏方情報

売れ残ったパック肉を挽き肉の原料として使い回す店があるので注意

お店に確認しよう

❶ 店内で挽いているんですか？
❷ 挽き肉にする原料は何ですか？
❸ 脂肪は何割入っていますか？

ハム・ベーコン

水増しハムは本来のハムではない

私は大学時代、ハムなどの畜肉加工品の研究室に所属し、おいしいハムをつくりたくてハム会社に就職しました。大学時代につくったハムは、原料の豚肉がいちばん重たくて、加工が進むにつれ軽くなっていったのです。軽くなるぶん、おいしさが増していくようでした。

しかし、工場で製造すると、加工が進むにつれ肉の重さが増えていきました。肉の重量が100とすると、でき上がったロースハムの重さは200になるものも。**豚肉に、卵、乳、大豆など豚肉以外の異種たんぱくを溶かした液を注射針で打ち込み、増量して製造**していたのです。

増量すると味が薄まるので、添加物を多用し、色、味、風味をロースハム風に付けていました。ちなみにロースハムは豚ロース肉、ボンレスハムは豚もも肉を使ったハムです。

本来のハムは、穀物などの豚の餌がなくなる冬にむけて、飼っていた豚を屠《と》畜《ちく》し、そのもも肉を加工した保存食です。保存性を増すために、塩をつけ、燻煙《くんえん》し加工したのです。

水増ししていないハムは、豚肉の風味があり本当においしいものです。水増ししていないベーコンからはおいしい脂《あぶら》が出て、その脂で卵を焼くとおいしく食べることができます。水増しベーコンでは、おいしい脂は溶けてこないのです。

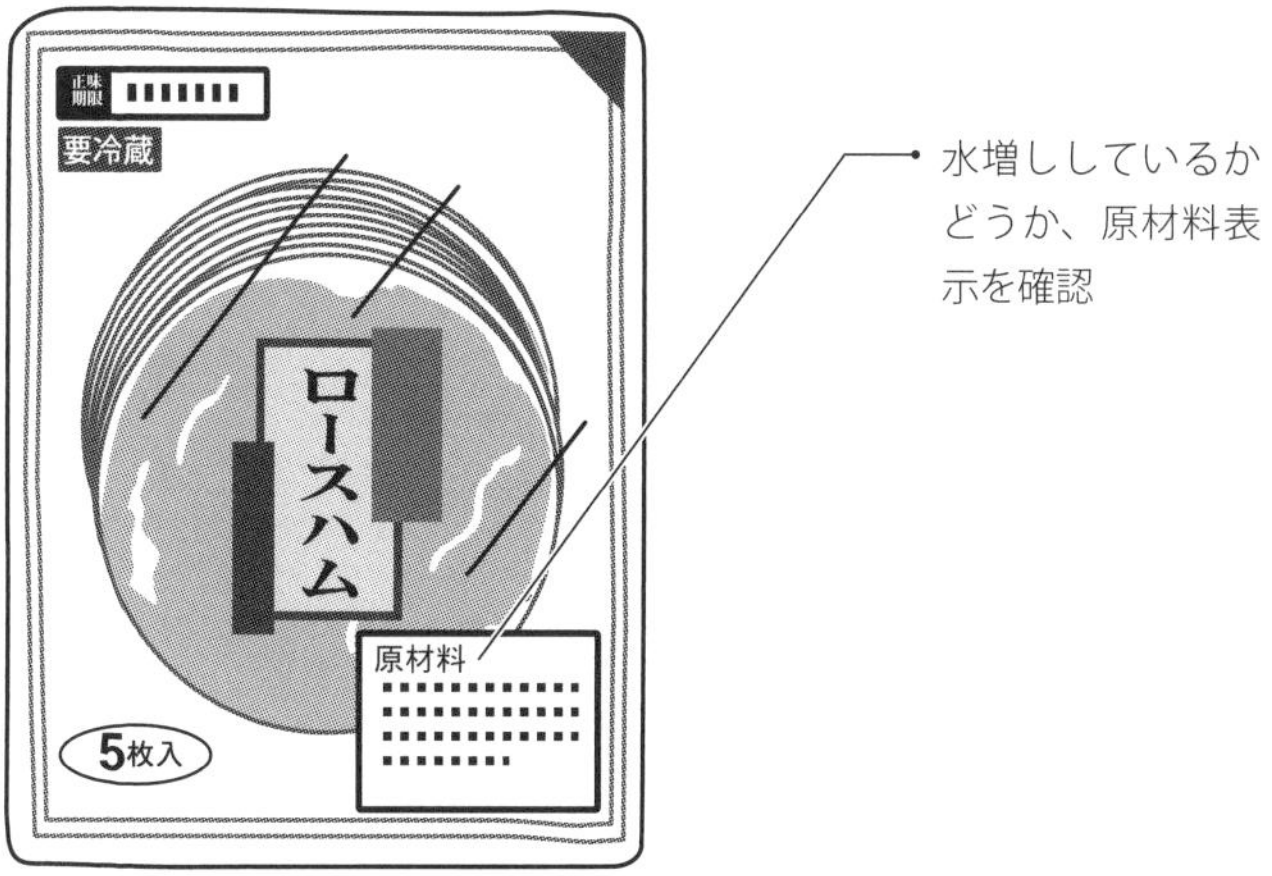
要冷蔵
ロースハム
原材料
5枚入
水増ししているかどうか、原材料表示を確認

おいしいハムを選びたいときは、原材料表示を確認して、卵白、乳たんぱく、植物性たんぱくなどの豚肉以外のたんぱくが記載されていないものを選ぶ

水増しロースハムなどを見抜くのは簡単。**原材料表示のところに、卵白、乳たんぱく、大豆たんぱく、植物性たんぱくなど豚肉以外のたんぱくが記載されているもの**がそれです。

裏方情報

本物のベーコンは焼くと形が縮むが、水増しベーコンは焼いても縮まない

お店に確認しよう

❶ 豚肉の味を味わえるハムはどれ？
❷ サンドイッチにしておいしいハムはどれ？
❸ ハムに合うカラシを教えて

ハンバーグ

鶏肉の一括表示品に注意

子どものお弁当の定番品はハンバーグかもしれません。同じハンバーグを使用しても、煮込んで味をつけたり、表面にかけるケチャップやソースを変えたり、チーズを載せて焼いたりすることで変化を持たせることができます。

ハンバーグは挽き肉からつくりますが、肉をミンチにしてしまえばどんな原料でも使えます。とくに**原材料名に「鶏肉」と一括表示しているハンバーグは注意が必要**です。卵を産み終わった後の卵用鶏の肉はかたくておいしくありませんが、そうした鶏肉を使っている場合があります。また、ブロイラーから通常どおり肉を切り取った後、骨についている肉（ボーンミート）を器械で分離して使う場合もあります。

鶏肉というのは包丁で切り出した塊《かたまり》の肉のことをいい、**ボーンミートのような肉本来のおいしさがない肉片は鶏肉と呼ぶべきではない**と私は思っています。

原材料表示には、鶏肉のほかにも、植物性たんぱく、大豆たんぱく、卵白、乳たんぱくなどが書いてあります。おいしいハンバーグは、牛肉、豚肉、たまねぎなどの原料でできていることが大切です。リン酸塩、着色料などの添加物の有無を気にする方は多いのですが、そうした点よりも、**ハンバーグに本来使用しない植物性たんぱくなどを多く加えて価格を下げたものか**

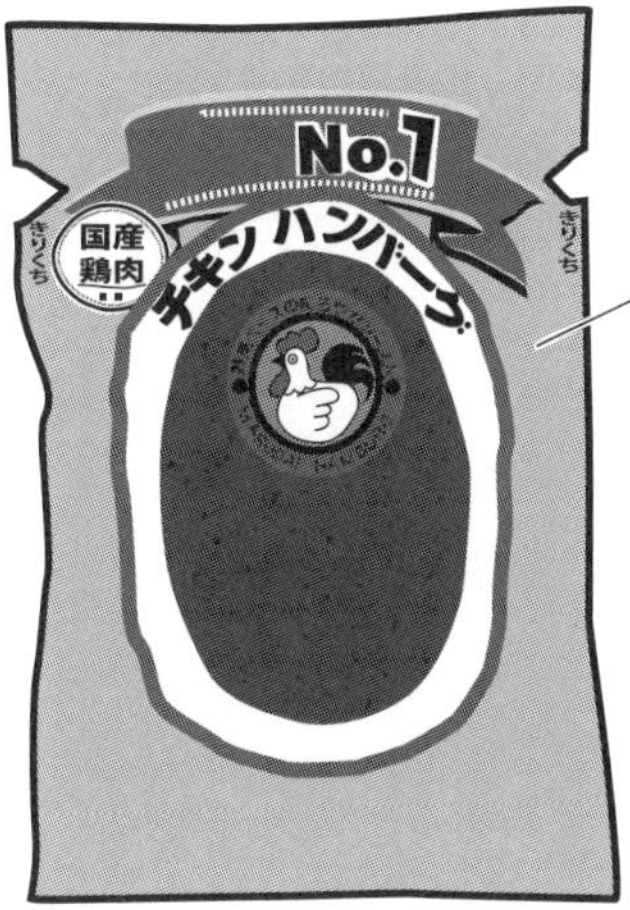

「鶏肉」と一括表示されている肉はボーンミートの可能性あり

原材料表示を確認し、植物性たんぱく、卵白など本来ハンバーグに使用していないものが入っていないかどうか確認

どうかを注意すべきだと思います。

　ハンバーグ本来の食感、味とは異なる植物性たんぱく入りのハンバーグが本物だと子どもが思うのは問題でしょう。子どもにはハンバーグ本来の味を覚えさせたいものです。

お店に確認しよう

❶ 煮込みハンバーグにおいしいものはどれ？
❷ チーズハンバーグにおいしいものはどれ？
❸ 冷めてもおいしいハンバーグはどれ？

コラム2 安くてお手頃な成型肉の危険性

スーパーの売り場に行くと、「サイコロステーキ（成型肉）」「やわらかステーキ（成型肉）」「健康ステーキ」などと表示されて売られている牛肉があります。価格も安く、食べてみるとおいしいものです。

成型肉とは、骨のまわりから削り取った端肉《はしにく》を脂肪、植物性たんぱくで増量し、リン酸塩（結着剤）、調味料などを注入し、ステーキ型に詰めて凍結し、スライスしたものです。形も味もステーキそのもの。ただし元になっているのはミンチ状やドロドロになったクズ肉、味付けはビーフエキス、色はカラメル色素などの着色料によるものです。断面を見ると、繊維が一定の方向ではなくさまざまな方向を向いているので判別することができます。サイコロステーキはこの成型肉を四角く切ったものです。

また、牛乳を搾《しぼ》っていた牛（乳用牛）などの肉は、挽き肉にしたり、シチューにして食べるとおいしいのですが、ステーキなどで食べるとかたくて噛《か》み切れない場合がありま す。このかたい肉を、ロースハムの製造と同じように、肉に何本もの針を差し込み、繊維を切ってやわらかくしたものも成型肉の一種です。

針の先から脂肪を注入すれば（インジェクション加工）、サシが入った肉に早変わり。

黒毛和牛の脂肪を注入すれば、かたい赤身肉なのに黒毛和牛の味を楽しむことができます。人間が感じるうまみ、おいしさは脂《あぶら》によるのです。

価格をさらに下げたいなら、牛の脂肪を注入するのではなく、植物油を注入すれば、コストを下げておいしくすることができます。

サイコロステーキなどを購入する場合は、必ず食品表示を確認し、成型肉かどうかを見極め、安いだけで購入すべきではありません。安くておいしい成型肉には、食中毒を引き起こす危険性があるからです。

牛肉は病原性大腸菌《びょうげんせいだいちょうきん》のＯ《オー》１５７を持っている危険性があります。牛肉の表面には必ずＯ１５７が付着していると考えて取り扱うことが大切です。通常、Ｏ１５７は75度で1分加熱すれば死滅します。一般的なステーキの焼き方であれば、必ず死滅するのです。

しかし、**成型肉は、肉の表面についたＯ１５７を針で肉の内部に押し込んでしまうつくり方をしています。成型肉のステーキやハンバーグは必ず肉の中心部まで焼かないと、Ｏ１５７による食中毒の危険性があるのです。**

やわらかくておいしいからといって、成型肉、ハンバーグをレア（生《なま》焼き）の状態で食べることは、自殺行為といえます。とくに抵抗力のない、子ども、お年寄りに成型肉を出すときには注意が必要です。

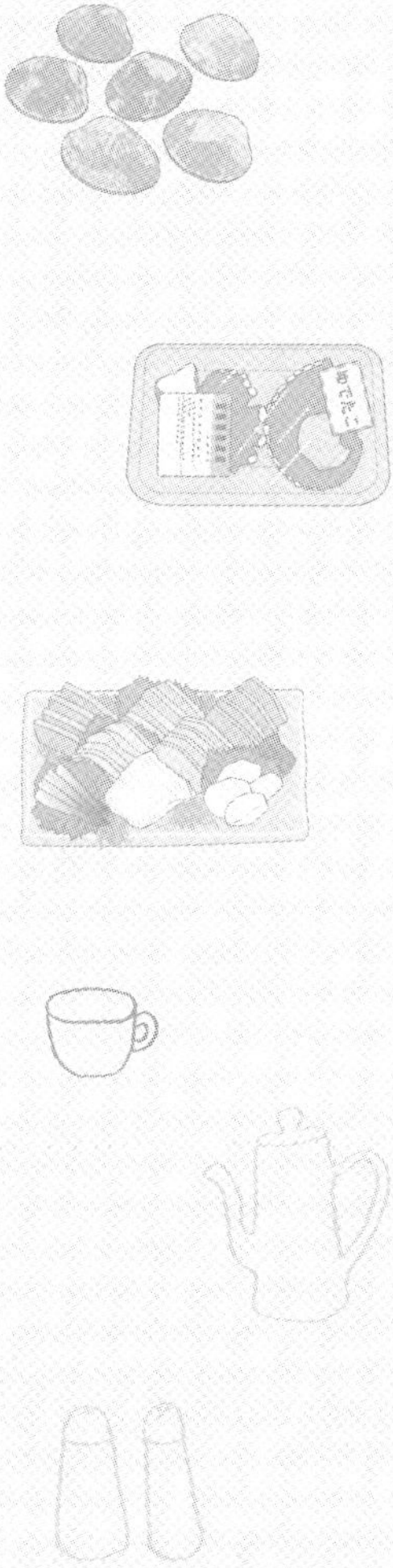

第3章

魚介類

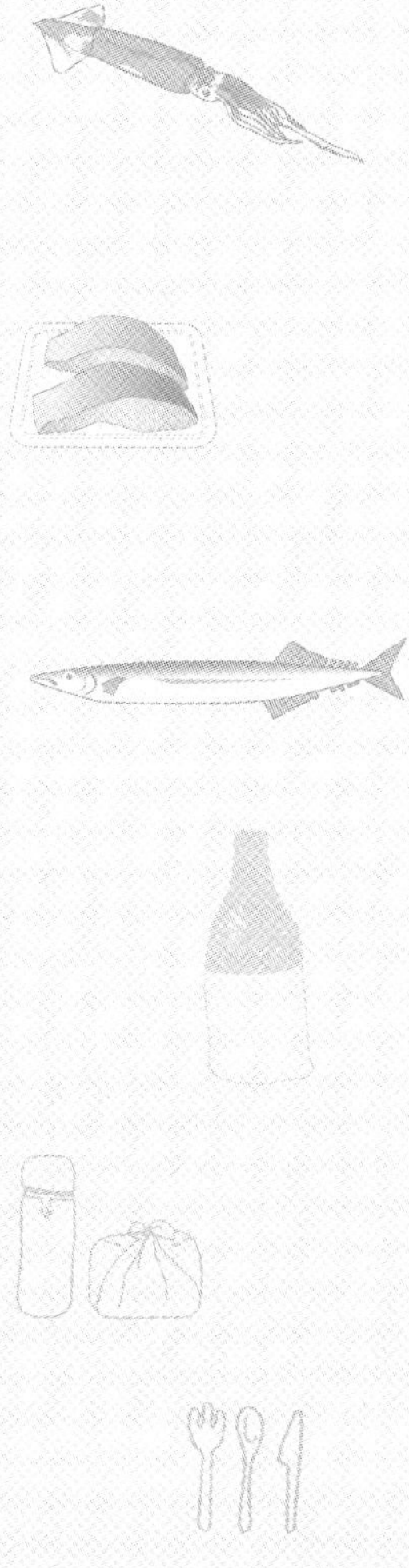

刺身

刺身盛り合わせは加工品扱い!?

おいしい刺身を食べるためには、食べる直前にサク（刺身になる前のブロック状）からよく切れる刺身包丁で切って食べるのがいちばんです。

スーパーの刺身売り場では、パックの刺身が売られています。**前日売れ残ったサクを刺身盛り合わせに使い回して、パック詰めの再加工をしている**店もあります（パックの刺身盛り合わせなどは加工食品扱い。サクの消費期限ギリギリで刺身に再加工して盛り合わせに使っても、それを加工日として消費期限を設定できるので、表示より日がたっている可能性もある）。

刺身は時間がたつと切った断面からおいしさのもとであるドリップが出て、スカスカの状態になってしまいます。また、長時間明るい光の下にあると、色も褪《あ》せ、光の影響でどんどんおいしくなくなります。

パックの刺身を選ぶときは、カットした断面にハリや照りがない、切った角《かど》が鋭角ではなく丸くなっている、水気がなくパサパサしている、パックの中にドリップが出ている、といったものは新鮮ではないので避けましょう。

北陸のスーパーでは、刺身1パックに1つずつ保冷剤を入れて、鮮度が落ちない工夫をしています。

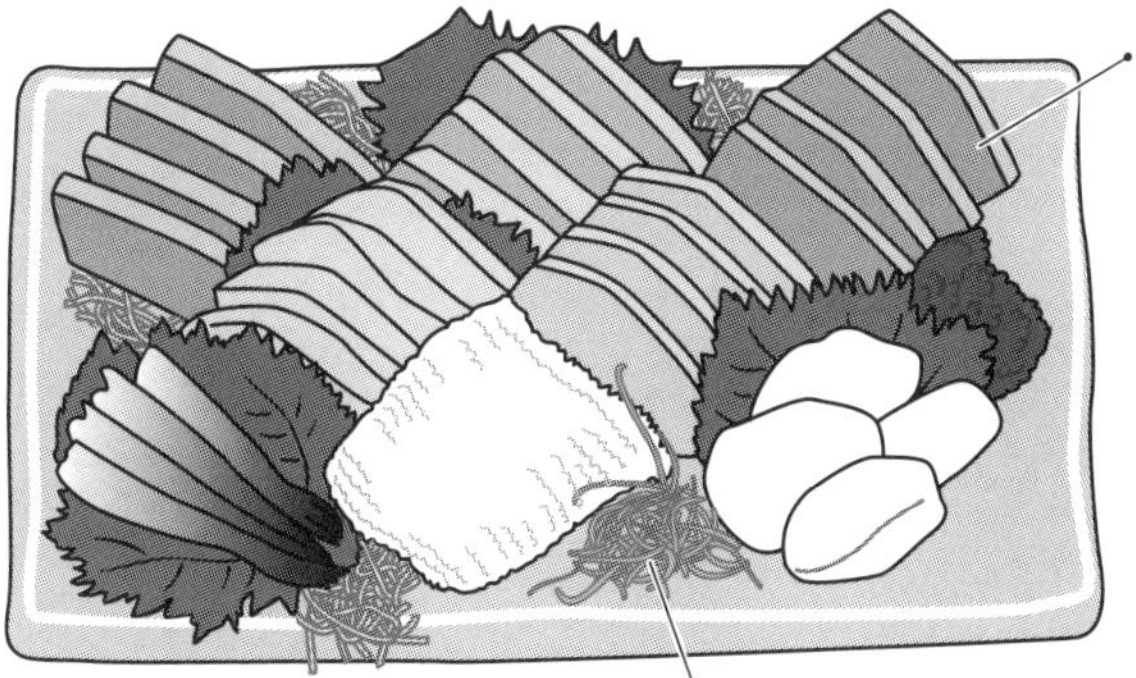

カット面にハリやツヤがある。切り口が鋭角になっている
ドリップが出ていない

刺身を買うときはサクを購入し、食べる直前に切り下ろす。刺身盛り合わせには添加物が使われていることがあるので、要確認

おいしい刺身盛り合わせが食べたいときには、スーパーの鮮魚コーナーに自宅から皿を持ち込んで、「○○時に取りに来るのでおいしいものをお願いします」と盛りつけてもらうことをおすすめします。

裏方情報

スーパーは通常、閉店間際に生鮮食料品を値引き販売する。閉店間際なのにサクだけは値引きしていない店は「使い回し」をしている可能性大

お店に確認しよう

❶この刺身盛り合わせはいつ切ったもの？
❷盛り合わせの刺身の産地を教えて
❸ドリップが出ているから値引きして

さんま（丸物の魚）

氷水に全身つかっているものを

秋はさんまの季節。旬のさんまは、毎日食べても飽きないくらいおいしいものです。さんまはとってからの時間が短いほうがおいしく、焼き魚にすれば内臓まで食べることができます。スーパーの売り場に「朝どれさんま」の張り紙を見かけたことはありませんか。朝、港に水《みず》揚《あ》げをしてすぐに売り場に運んだものと伝えたいのでしょうが、さんま漁船は一度港を出ると数日とりつづけ、船がさんまでいっぱいになると港に帰ってきます。

さんまは鮮度が大切ですから、**「朝どれさんま」はいつの朝とったものかが重要**なのです。「日帰りさんま」といって、夜間に漁獲して朝一番に水揚げされる本当にイキのいいさんまも出てきています。

「刺身にできます」と表示されているものもあります。**さんまは、身の中にアニサキスなどの寄生虫が入っている可能性のある魚**です。**処理を誤ると食中毒の危険性**があります。

私は、鮮度のよいさんまを、知識と経験をつんだ職人さんが調理したもの以外は、刺身や生《なま》でさんまを食べないようにしています。

さんまに限らず、**丸物の魚は、目が澄んでいて濁《にご》りのないもの、エラの色が赤くあざやかで、身に弾力があるもの**が新鮮です。売り場で氷水入りの箱に入っている場合は、全身つかっ

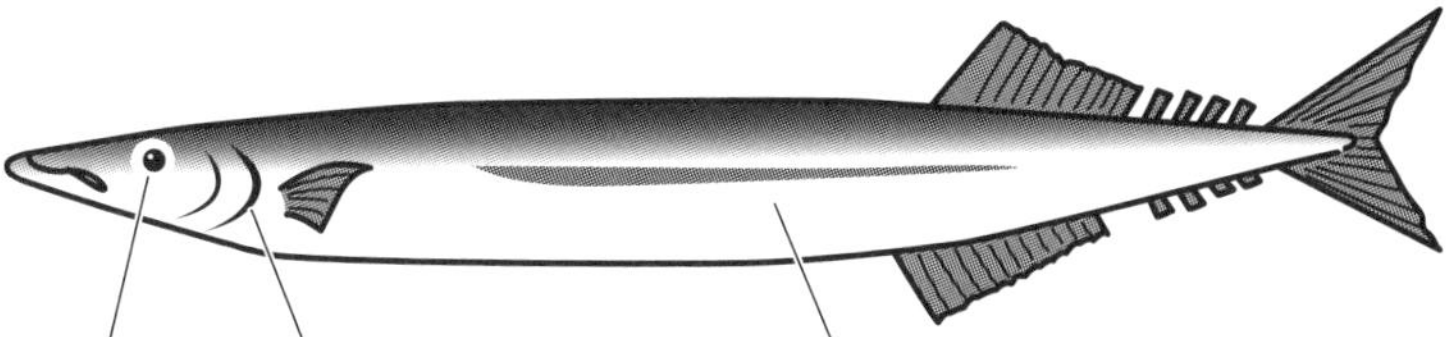
エラの内側があざやかな赤色
身に弾力がある
目が澄んでいる

丸物の魚は鮮度のいいものを選ぶ。冷蔵されているものか、氷水につかっているものを購入する。氷が溶けて水だけになっている売り場のものは避ける

ているものを選びましょう。半身しかつかっていないものは冷蔵されていないも同然です。持ち帰ったら、すぐに内臓をとり除く下処理をします（魚は内臓から傷《いた》みます）。

裏方情報

北海道でとれたさんまを関東に冷蔵輸送するあいだに、寄生虫がさんまの体内のあちこちに広がっている可能性がある

お店に確認しよう

❶いつとって、いつ水揚げされたもの？
❷脂がのっておいしいものはどれ？
❸「朝どれさんま」の売れ残りはどうするの？

切り身魚

血合いがくっきり見えるもの

鮭やぶりなどはパック入りの切り身を買うことが多いでしょう。切り身魚も新鮮なものは**見た目がきれいで、皮の模様や血合いがくっきり**見えます。**身にツヤや弾力があり、皮より身のほうが張り出しています。**身にしまりがなく、色がくすんでいたり、パック内にドリップや血がたまっているものは避けましょう。

また、パックのラベルに「(解凍)」と書かれている切り身は、加工時に冷凍されて、その後解凍されて売られているものです。再冷凍はやめましょう。

魚は部位によって味が異なります。**お腹のほうは脂《あぶら》がのっていてこってりした味。**内臓があるところなので、切り身はくびれた形をしています。**尾に近い部位はくびれがあまりない形で、脂が少なくさっぱりとした味**です。

パックの切り身を買うときには、料理や好みに合わせて切り身の形を選ぶとよいでしょう。

鮮魚のパックの原産地表示は、じつはけっこうあいまいです。日本籍の船が日本から遠く離れた海でとって千葉県の港で水揚げした場合、原産地は「千葉県」となります。一方、台湾《たいわん》籍の船が太平洋沖でとって千葉県の港に水揚げした場合、原産地は「台湾」となります。

これは水産庁の生産水域の表示ガイドラインによって、「国産品（＝日本船籍の釣った魚の

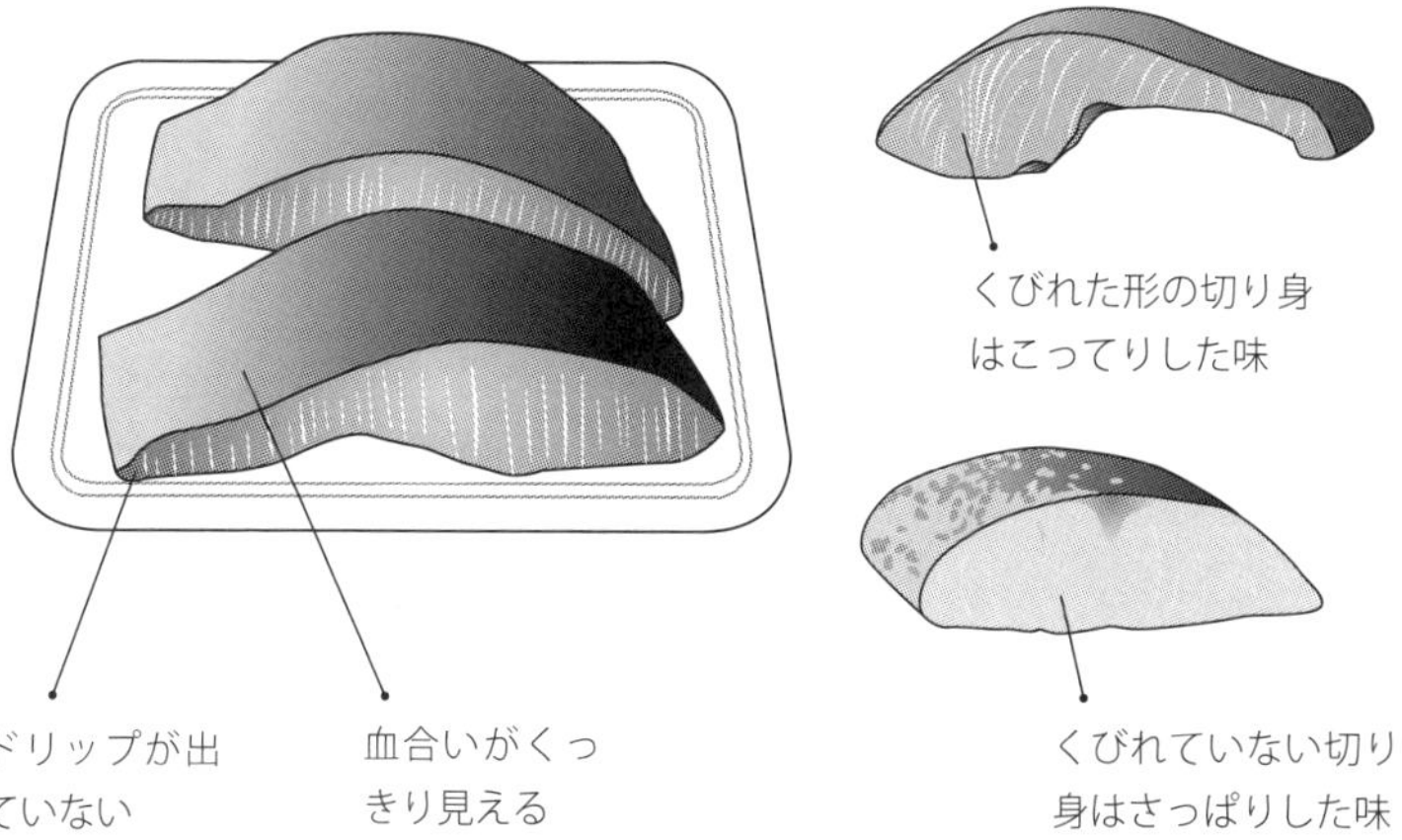
くびれた形の切り身はこってりした味
ドリップが出ていない
血合いがくっきり見える
くびれていない切り身はさっぱりした味

新鮮な切り身は見た目がきれいで、身に弾力があり、皮の模様がくっきり見える。色がくすんでいたり、ドリップが出ているものは避ける

こと）は原則として漁獲した水域名。水域名表示が困難な場合は、水揚げ港名、または水揚げ港のある都道府県名」「輸入品は原産国名（＝その船籍の国名）」となるからです。

裏方情報

切り身の状態で仕入れてパック詰めだけを店でおこなっているところも多い。その場合ドリップは出ないので新鮮に見えるが、じつは切ってから時間がたっている

お店に確認しよう

❶ 何日にとれた魚？
❷ どこでとれた魚？
❸ 切り身にしたのはいつ？

いか

刺身はいったん冷凍してから

日本近海でとれるいかは100種以上あります。鮮度のよいいかが手に入ったときには、刺身がいちばんの料理法ですが、いかにはアニサキスなどの寄生虫がいる可能性があります。生《なま》のまま**刺身で食べたいときには、なるべく細く切る**ことが必要です。冷凍する（マイナス20度で24時間以上）と寄生虫は死滅するので、**いったん冷凍してから刺身にする**ことをおすすめします。いか、たこなどは冷凍しても味はあまり落ちないものです。

魚全般にいえることですが、とくにいかはとれたてなど鮮度がよすぎると、かたくて刺身でおいしく食べることはできません。また、**生のいかは買ったらすぐ内臓を取る下処理を。**

冷凍いかの場合は煮付けでいただきます。たこは煮込むほどやわらかくなりますが、いかは煮れば煮るほどかたくなってしまうので、煮付けの場合は最後にいかを入れてひと煮立ち（5分程度）したら火を止めます。温め直しのときにも温めすぎに注意が必要です。

- するめいか＝日本のいか漁獲量の約8割を占める最もポピュラーないか。するめいかややりいかは、**身に透明感があり（鮮度が落ちると色が白っぽくなる）、目が黒く澄んでいて飛び出しているもの**が新鮮。塩辛に最適。
- やりいか＝胴長40センチを超える大型のいか。煮焼きしても身がかたくなりにくい。

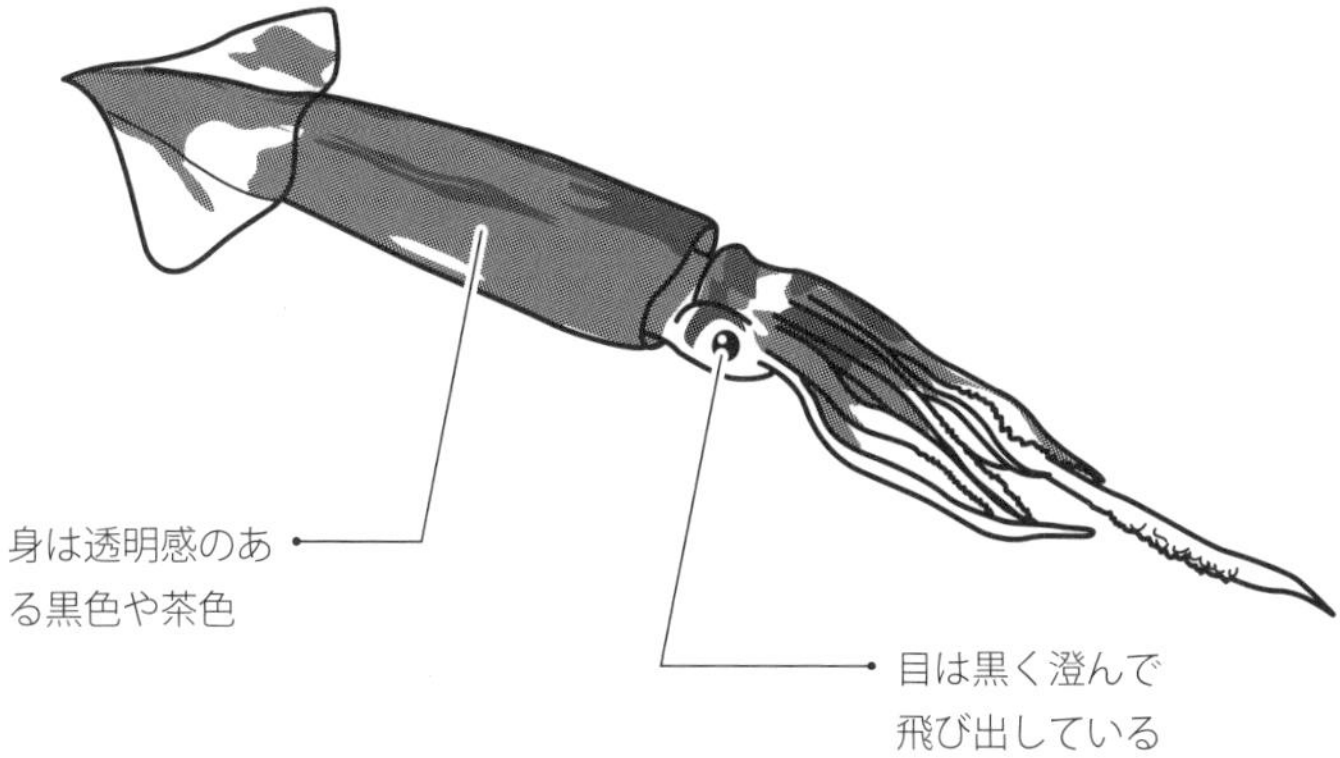
身は透明感のある黒色や茶色
目は黒く澄んで飛び出している

鮮度のよいいかは刺身に、解凍いかは煮付けがおすすめ。寄生虫の可能性があるので取り扱いには充分注意する

- あおりいか＝胴長45センチ、体重3キロ以上にもなる大型のいか。うまみ成分であるアミノ酸を最も多く含んでいる。
- けんさきいか＝体色は赤いピンク色だが、産地や季節によって変化する。九州産の赤いかのするめは最高。

裏方情報

未凍結で白くなったいかや氷水につかって売られているいかより、冷凍処理されたいかのほうがおいしい場合が多い

お店に確認しよう

❶刺身にしたらアニサキスの心配はある？
❷おいしいするめを教えて
❸刺身でおいしいイカはどれ？

茹でだこ　足先までくるりと巻いたもの

北海道などでは正月に真っ赤な酢だこを食べます。刺身状に切ったときに表面の赤と断面の白のコントラストが非常にきれいに見えます。

赤く見えるのは、一般的には嫌われている着色料赤色１０２号を使用しているからです。北海道では赤飯に食紅を使って真っ赤に着色するのが普通です。北海道生まれの私は、真っ赤な茹《ゆ》でだこも抵抗なくおいしくいただいています。

スーパーに並んでいるたこは、たいてい茹でだこです。茹でだこは**あざやかなあずき色で、皮がはがれていないもの**を選びましょう。新鮮なたこは切り口がきれいで、**足が先までくるりと内側に巻いています。**

茹でだこの主な輸入先はモロッコ、モーリタニアなど。とくにモーリタニアは、日本人の中村正明さんがたこ漁を指導したことで有名です。

たこは内臓を取り、凍結状態で輸入されてきます。日本国内の工場でボイルされ、調味液につかった状態でスーパーの厨房《ちゅうぼう》に届けられます。

厨房ではたこを取り出し、足をパックしたものや、刺身状にしてパックし販売します。刺身全般にいえることですが、刺身は、サク状から切ってすぐのときがいちばんおいしく食べるこ

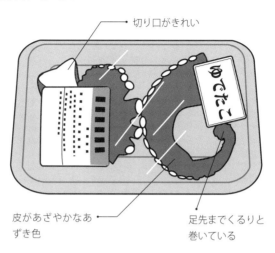

茹でだこは産地、添加物表示の確認が必要。刺身状になっていても添加物が使われているものがある

とができます。茹でだこも足の状態のまま購入して、家庭でスライスして食べるとおいしく食べることができます。

食事はひと手間かけたほうがおいしく食べることができるのです。

裏方情報

赤い酢だこは着色料が多いと敬遠されるが、酢がたくさん入っているほうが、日持ちがよく腐りにくい

お店に確認しよう

❶ 添加物を使用していないものはある?
❷ このスライスたこはいつスライスしたの?
❸ たこに合うツマを教えて

あさり（貝）

模様がはっきりしているもの

あさりは河口付近や沿岸域の干潟《ひがた》や浅場に生息しており、ゴールデンウイークのころの潮干狩りでも楽しめる貝です。

殻《から》つきのあさりは**大きいもの**を選びましょう。**模様がハッキリとしていて、口をしっかり閉じているもの、**水管《すいかん》を出していて触るとすぐにひっこめるものが新鮮です。

調理前に砂抜きを必ずおこないます。スーパーで水につかった状態で売られているものでも、砂抜きが終わっている場合もあるので売り場で確認しましょう。

砂抜きは、採ったところの塩水を使うのがいちばんですが、２％程度の塩水でも大丈夫です。冷蔵庫の中よりも室温の暗いところでおこなうほうがよいようです。吐いた砂を貝が再び吸い込まないよう、ザル付きのボウルを使うと砂が下に落ちて便利です。

貝類の調理方法で大切なことは、**加熱しすぎないこと**です。貝類は加熱すると口を開きます。死んでいる貝は口を開かないといわれていましたが、**死んでいる貝でも加熱を続けるとすべての貝が口を開きます。**死んでいる貝まで口を開く状態では、生きている貝は加熱のしすぎでゴム状になってしまいます。

貝を加熱するときには、口を開きだした状態で加熱を止めることが大切です。

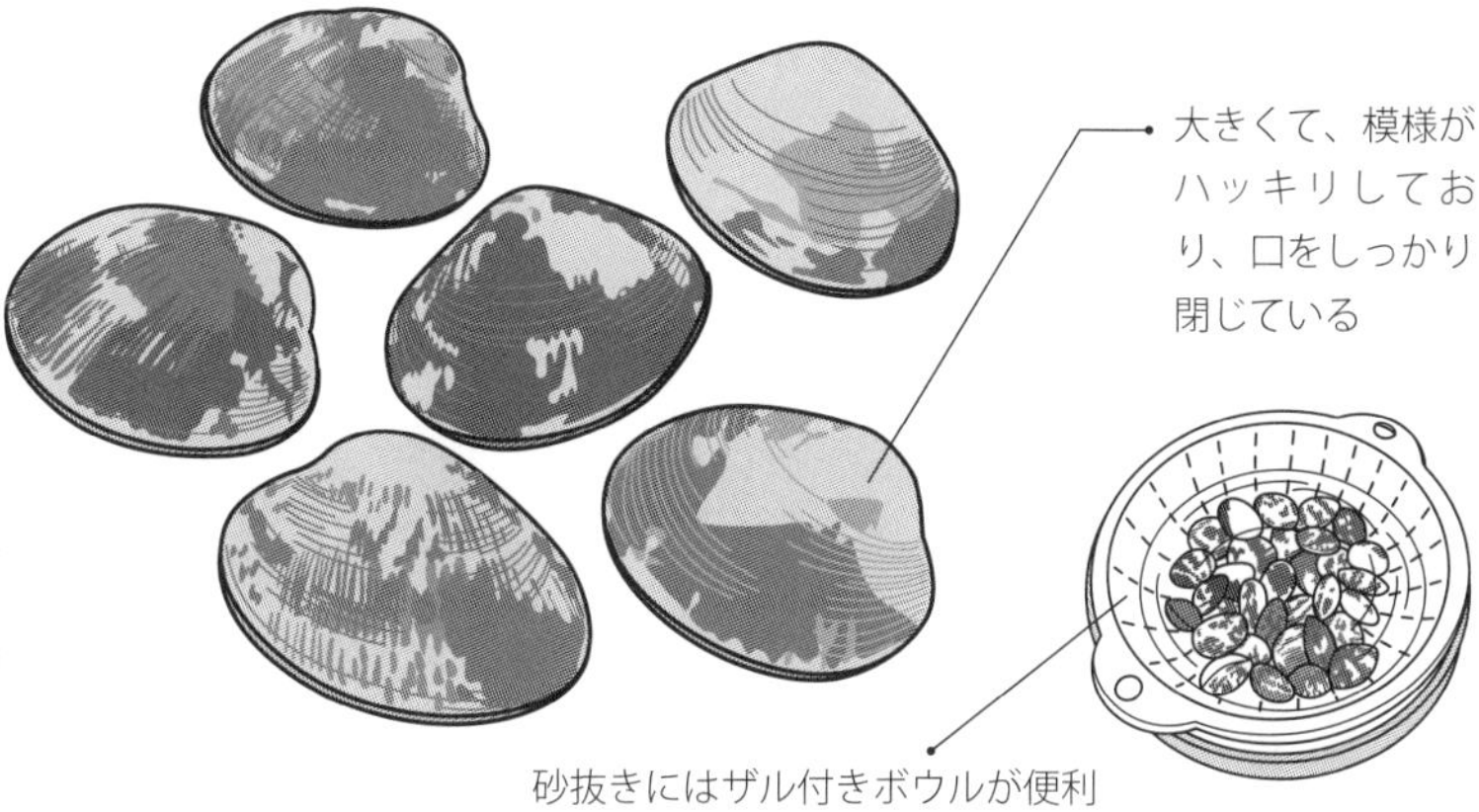
大きくて、模様がハッキリしており、口をしっかり閉じている
砂抜きにはザル付きボウルが便利

あさりは模様がハッキリしていて、口を閉じているものが新鮮。砂抜きしたあさりはそのまま冷凍できる

裏方情報

韓国産のあさりを輸入して日本の海岸にしばらく置くと、日本産の表示になる。北朝鮮産が韓国産として輸入されることも。あさりの産地表示はいい加減

お店に確認しよう

❶ このあさりは砂抜きが終わってる？
❷ 死んでいる貝があれば外して
❸ いつ、どこで採ったもの？

わかめ

乾燥わかめは小袋パックがいい

海藻のわかめは、黒潮海流を主産地として、岩手から九州にいたる太平洋岸、室蘭《むろらん》から津軽海峡、日本海沿岸と、広い範囲で採取されます。春から夏にかけて成長する一年草で、体形によって、**南部わかめ（岩手県産など）と鳴門《なると》わかめ（徳島県産）に大別**され、そのまま干したもの、熱湯処理したもの、塩蔵ものなどがあります。

ローカロリーでミネラルが豊富なため、「わかめを食べると髪の毛が濃くなる」などとその効用がいろいろいわれています。

出回っているわかめには塩蔵わかめ、乾燥わかめがあります。塩蔵わかめは湯通しした生《なま》わかめに塩をまぶして保存性をよくしたもの。調理直前に塩を落として水で戻します。このとき、水に長くつけすぎるとぬるぬるの食感になってしまうので要注意です。

使い勝手がいちばんいいのは乾燥わかめでしょう。味噌汁にはそのまま入れればいいので、水で戻す手間が省けます。**乾燥わかめは、約10倍以上に増え、手間がかからず、無駄がなく清潔で経済的、あざやかな緑色で品質は抜群、長期保存しても品質が安定している、広範囲に応用できる、といいことだらけ**です。

しけらないように、大袋ではなく、なるべく小さな袋で購入するのがいいでしょう。

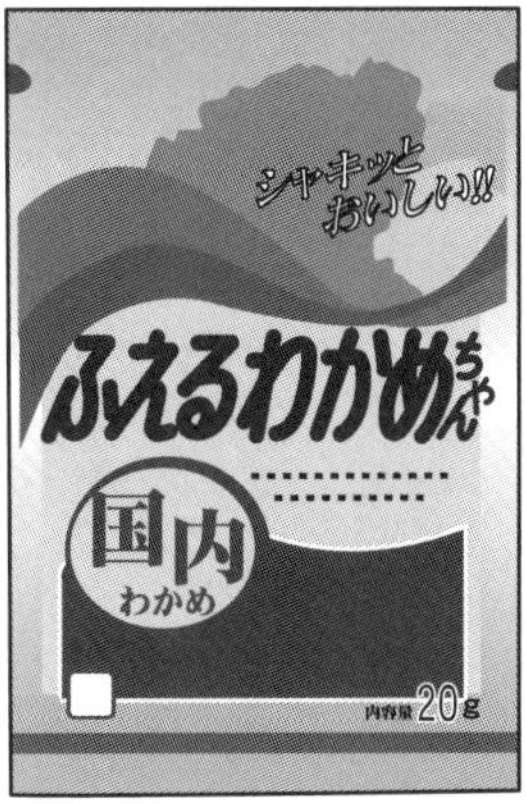

塩蔵わかめを戻すときには水につけすぎないように注意。乾燥わかめはお茶漬け、炊き込みご飯、酢の物にも手軽に使えて便利

浜に春に行くと、生わかめを手に入れることができます。磯の香りのする生わかめは、よく洗い、軽く茹でると、茶色からきれいな緑色に変化します。水洗いして、サラダで食べると本当においしいものです。

裏方情報

わかめは収穫後塩蔵し冷凍保存されたものが順番に加工される。今年販売されている商品の原料が数年前のわかめであることも

お店に確認しよう

❶ 味噌汁に合うわかめはどれ？
❷ 酢の物に合うわかめを教えて
❸ どこの産地のものがおいしい？

干《ひ》物《もの》

解凍品より冷凍品がおすすめ

週に何度も買い物ができないときには、冷凍された塩干《しおぼし》、干物《ひもの》類はおすすめの食材です。魚は干物にするとうまみが凝縮《ぎょうしゅく》されるため、生《なま》の状態で食べるよりも味が深くなり、お土産《みやげ》などに適しています。生の魚と同じく、新鮮で脂《あぶら》ののったものがおいしいです。

冷凍の干物は、空気にふれないようラップして家庭の冷凍庫に入れれば、1ヵ月程度はおいしく食べることができます。空気にふれると魚の脂の酸化（脂焼け）が進みます。

解凍されて売られているものより冷凍もののほうが、保存状態がよいのでおすすめです。

干物は加工メーカーで干物となり、個別包装した状態で冷凍されて、スーパーに納品されてきます。あるいは、産地で個別包装されずに、1尾ずつ裸の冷凍状態で段ボール箱に入って納品されてくるものもあります。

スーパーではそれを解凍し、袋に解凍日のシールを貼って販売します。

私は**産地で個別包装されたもののほうがおいしい**と思います。段ボール箱に入っている干物をすべて包装すればいいのですが、一部だけを包装し、残りは段ボール箱のままバックヤードで冷凍保存されると、冷凍焼けしてしまうからです。

冷凍食品を含め、干物類も家庭の冷凍庫で長期保存すると、冷凍焼けといって水分がなくな

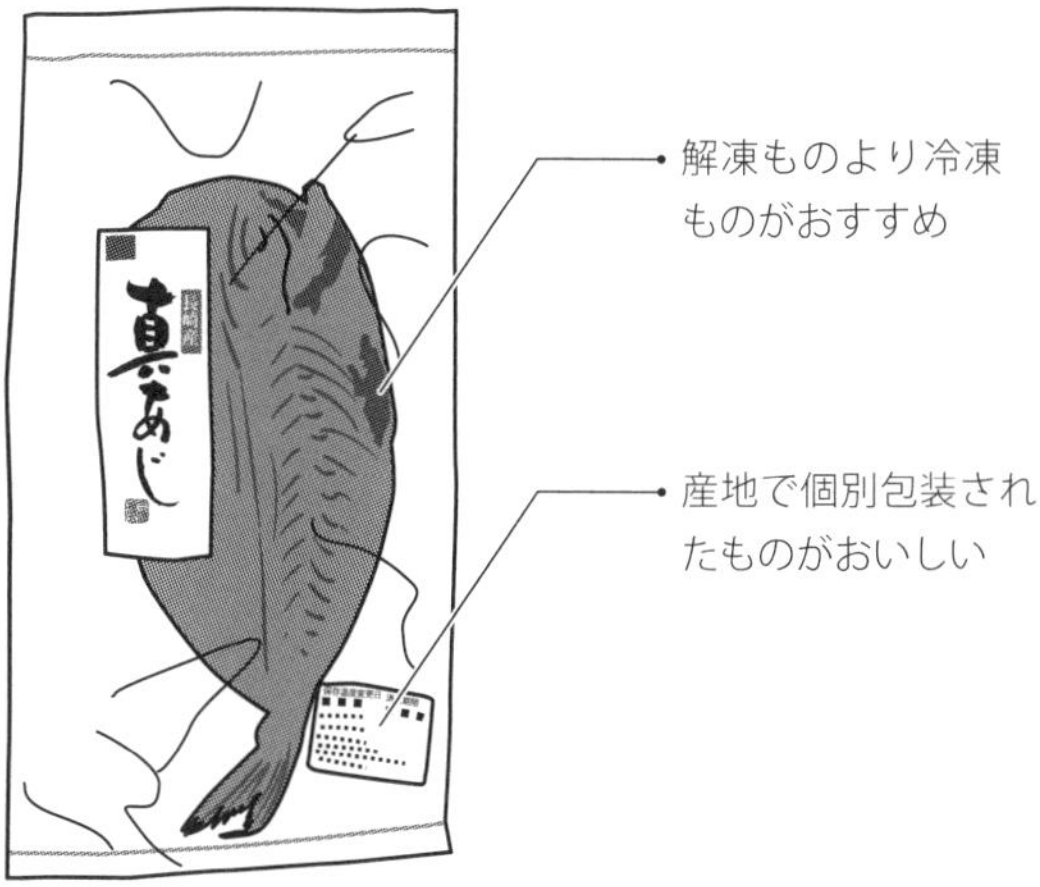

真あじ
解凍ものより冷凍ものがおすすめ
産地で個別包装されたものがおいしい

解凍されて売られている干物を家庭の冷凍庫で再冷凍するとおいしくない。
解凍品より冷凍品、加工地で個別包装されたもののほうがおすすめ

ったパサパサの状態になってしまいます。保存食品だからと安心せず、早めに食べることを心がけましょう。

裏方情報

スーパーで解凍して売ると、解凍した日、パックした日が製造日になり、その日を基準に新たに賞味期限が設定される

お店に確認しよう

❶いつ、どこで干物に加工されたの？
❷原料の魚は、いつどこでとれたの？
❸包装はどこでされて、いつラベルが貼られたの？

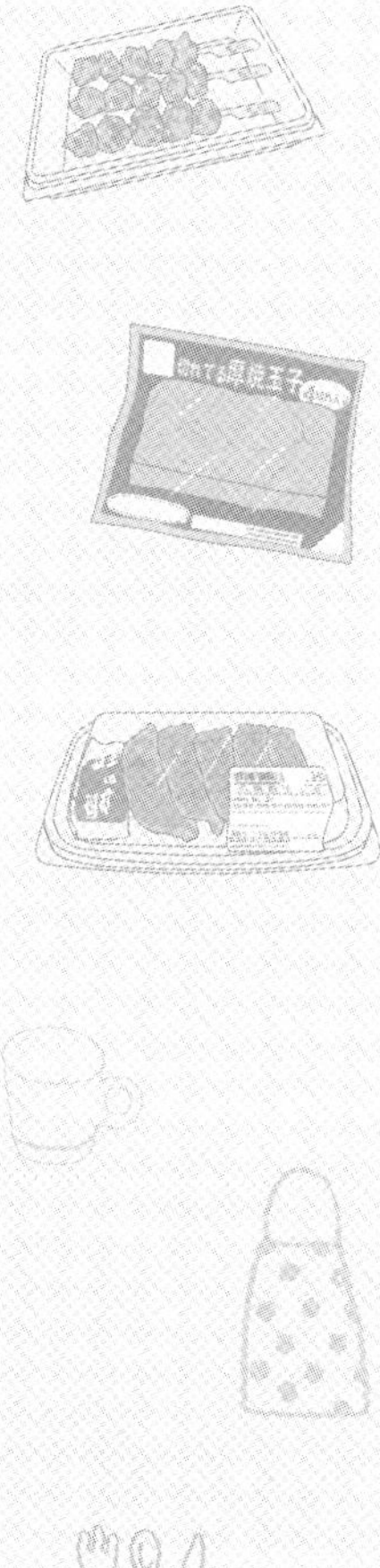

第4章
総菜

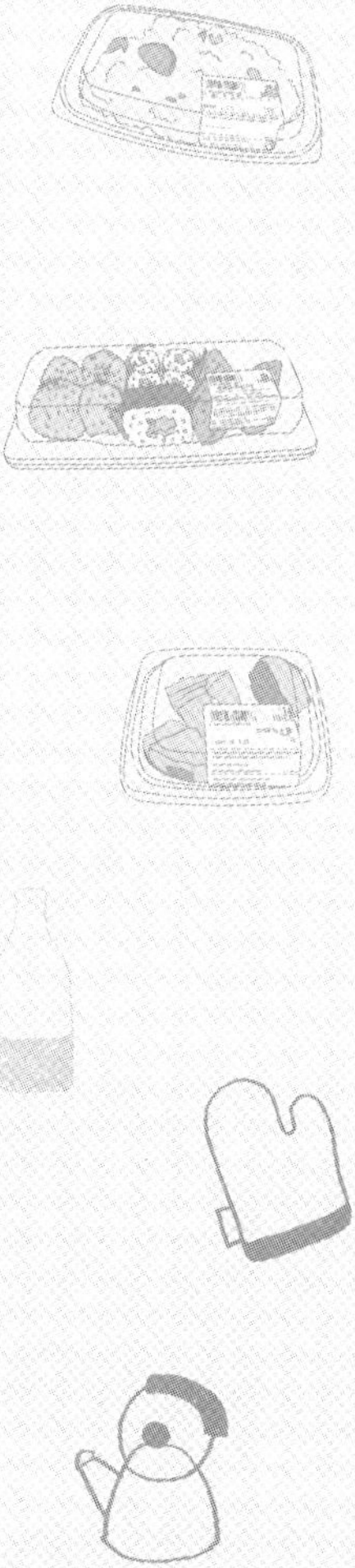

煮物

総菜工場でつくられている

いま、スーパーで売っている**総菜の8割は、工場でつくられて納品されたもの**です。これはおかずだけでなく、丼《どんぶり》物や弁当なども含めた数字です。総菜工場でつくられるのは、煮物やきんぴらごぼう、サラダ、スパゲティー、唐揚げ、コロッケ、漬け物、カットフルーツ、弁当までさまざまあります。

工場から運ばれる総菜は、大きく5種類に分かれます。①完成品を並べるだけ（弁当、のり巻きなど）、②ほぼ完成品＝解凍するだけ（焼き鳥など）、③小分けするだけ（ポテトサラダ、煮物など）、④温めるだけ（スパゲティーなど）、⑤揚げる・焼く・蒸すだけ（餃子《ギョーザ》、唐揚げなど）。

かぼちゃ煮などの野菜の煮物は、③小分けするだけの総菜です。真空パックで入荷されるので、それをトレイに小分けして売ります。容器に詰めて、ふたをして、店の住所の書かれたラベルを貼れば出来上がり。

食品衛生法では「製造日＝最終工程をおこなった日」となります。ですから、**煮物の製造日（加工日）は煮物をつくった日ではなくラベルを貼った日の日付、消費期限はほとんどの場合、その翌日**です。

なかには野菜の煮物を厨房《ちゅうぼう》で煮ているお店もありますが、たいていはあらかじめ配合された

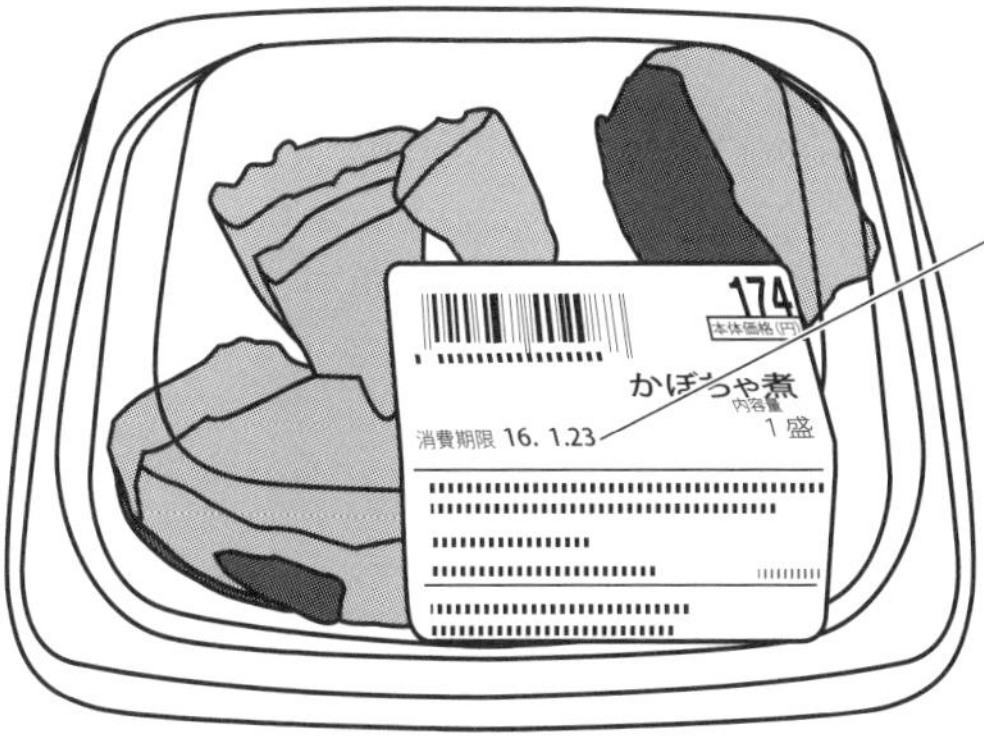

製造日（加工日）＝ラベルを貼った日の翌日が消費期限。いつつくられたかはわからない

スーパーの総菜の煮物は、総菜工場でつくられた完成品を小分けしたもの。トレイに分けて包装し、ラベルを貼った日が製造日（加工日）

煮物用のつゆを使っています。醤油《しょうゆ》、砂糖、みりんなどの調味料からつくれば、お客さんからの「ちょっとしょっぱい」「もうちょっと甘いほうがいい」という要望に応えて調整できるのに、と思うと残念です。

裏方情報

砂糖、塩、醤油などからつくらずに、仕入れ品の煮物のつゆの中に入れてただ煮ただけのお店もある。毎日同じ味なのが特徴

お店に確認しよう

❶ この煮物はどうやってつくっているの？
❷ 煮物に使っている野菜はどこでとれたもの？
❸ 煮物に使っている醤油メーカーを教えて

揚げ物

冷凍の仕入れ品を揚げたもの

スーパーの総菜売り場に揚げたてのとんかつが売っていれば、思わず買ってしまいませんか。自宅で揚げ物をすると油の後始末などに手間や時間がかかるので、とんかつなどのメニューを避けている方は多いと思います。

揚げたてのとんかつを買ってきて、温かいときはおいしくても、冷めてしまうとかたくておいしくないと感じることがありませんか。

おいしいとんかつは、冷凍された肉を使用していないこと、10ミリ以上の厚さの肉を使っていること、小さな肉を固めた成型肉ではなく、ロース肉、ヒレ肉などの塊《かたまり》肉から切り出したものであること、が最低限の条件になります。

そのうえで、鹿児島の黒豚、三元豚《さんげんとん》など使用している豚肉のおいしさが生きてくるのです。

本来とんかつは、注文を受けてから肉を切りパン粉をつけて揚げるべきです。肉はスライスしてから時間がたつと、ドリップが出て、味がてきめんに落ちてしまうからです。

ところが**スーパーでは、あらかじめスライスされた肉を仕入れて、厨房でパン粉だけをつけて揚げる店が多い**のです。それどころか、**パン粉までついた状態の冷凍ものを仕入れて、揚げただけの店も**あります。見た目にはわかりませんが、**味が全然違います。**

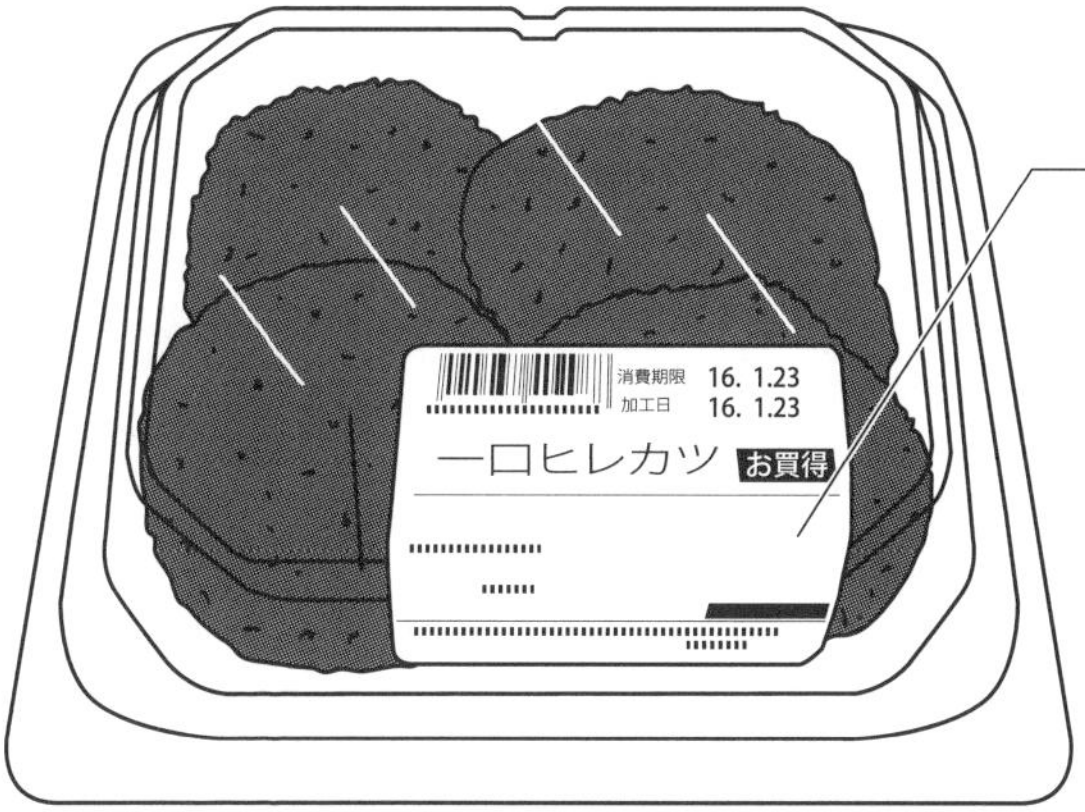

仕入れ品を揚げただけのとんかつは、肉のドリップが失われて味がかなり落ちている。やけに衣がかたい揚げ物は、時間がたっている可能性大

とんかつに限らず、あじフライ、えびフライなどの**揚げ物で、やけに衣《ころも》がかたいものはパン粉までついた冷凍の仕入れ品を揚げている可能性大。つまりかなり時間がたったもの**です。

裏方情報

売れ残ったとんかつは翌日「再加工」してかつ丼になる。食品衛生法では再加工は禁じられていないがおいしさは……？

お店に確認しよう

❶ とんかつの原料のロースはどこ産のもの？
❷ 肉は冷凍ではなくチルドの肉？
❸ 揚げ油の交換はしている？

焼き鳥

海外で加工された輸入もの多し

スーパーの総菜売り場では焼き鳥も人気です。１本１００円程度の焼き鳥でも、買う店によっておいしさが違うものです。

スーパーの焼き鳥は店の厨房でつくっているのではなく、海外から輸入した仕入れ品の場合がほとんどでしょう。

海外の鶏肉を使用して、海外で焼き、たれをつけた状態で冷凍して、日本に運ばれ店頭で解凍して売っているもの。海外で焼かれた状態の冷凍ものを輸入して、店で再度加熱し、たれをつけて売っているもの。いずれにせよ、**海外で加工されてきた焼き鳥はたれ味が多くなっています**。肉の味よりもたれの味で食べさせているからです。

輸入ものかどうかの見分け方があります。**肉の形や大きさが揃《そろ》っていてきれいなものは、ほぼ間違いなく輸入の仕入れ品＝冷凍焼き鳥**です。

また、**冷凍焼き鳥かどうかのチェックは「ねぎま」があるかどうか**。ねぎは冷凍に不向きなので、ねぎまがあれば冷凍品ではないといえます。

スーパーの店先に出店している屋台などでは、冷凍肉でない国産の鶏肉を炭火で焼いている場合があります。おいしいのは国産の鶏肉だからでなく、冷凍されていない鶏肉を使っている

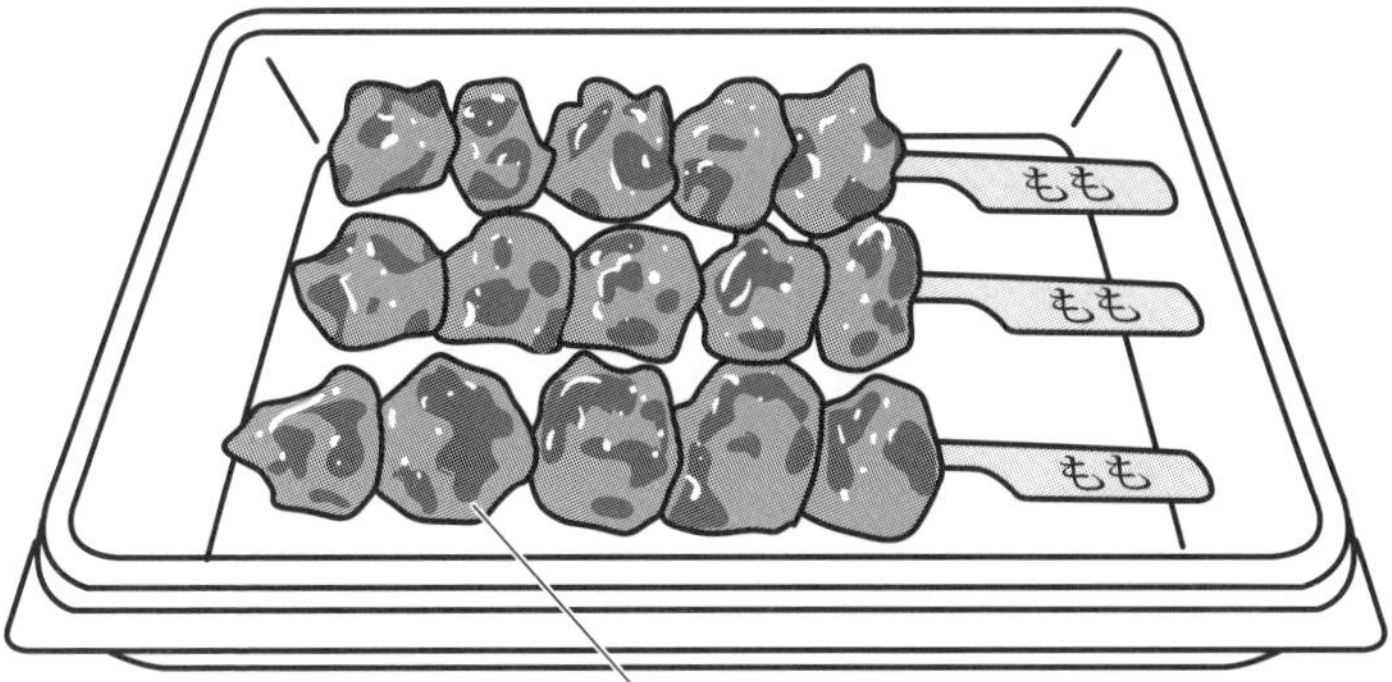
もも
もも
もも
東南アジア等から輸入した仕入れ品がほとんど

焼き鳥は海外で加工された冷凍の仕入れ品が多い。肉の形や大きさが揃っていてきれいなもの、ねぎまがないものは、輸入の冷凍焼き鳥の可能性大

からです。

国産の鶏肉の自給率は60%程度です。自給率は高いのですが、冷凍肉でない焼き鳥を食べたいなら、店を選ぶか家でつくるかしたほうがよいでしょう。

裏方情報

つくねの原料は鶏の肉をそぎ取った後の骨についた肉。骨から肉をはがすときに骨も一緒に砕かれて混ざっているが、いちおう鶏肉

お店に確認しよう

❶この焼き鳥の原料肉の産地はどこ?
❷この焼き鳥の焼き方を教えて
❸ねぎまは売っている?

餃子《ギョーザ》　たいていは仕入れ品の冷凍餃子

スーパーの総菜コーナーにある焼き餃子は、たいてい仕入れ品の冷凍餃子です。総菜工場からスーパーの厨房で焼かれるだけになって運ばれてきます。冷凍餃子は焼き餃子として売られていても、**焼き面にハシゴ状の焼き跡がついていることが多い**（餃子をつくって、冷凍する前にカゴに入れて蒸すためこうした跡がつく）ので見分けることができます。

おいしい餃子は、厨房の中で皮と具を包んで食べる直前に焼いたものです。餃子は、皮で包んですぐに焼かないと、皮の中に具の水分がしみ出してきておいしく食べることはできません。外食のお店でも、餃子を店内で包んでいるお店が流行《はや》っています。

スーパーの総菜屋さんには、せめて、家庭ではできない焼き方をぜひ工夫してほしいと思います。きれいな焼き目で餃子のまわりにパリパリの羽が付いているものが、見た目も食べてもおいしいものです。

消費期限は翌日までと表示されている**パックの総菜を、温かいまま包装し、常温で販売しているスーパーは大問題**です。

一般的に、食品に細菌が繁殖《はんしょく》しやすい温度帯は15～60度のあいだです。**パック販売する総菜の消費期限を翌日まで持たせるためには、**15度以下に急速に冷やしてから包装しなければいけ

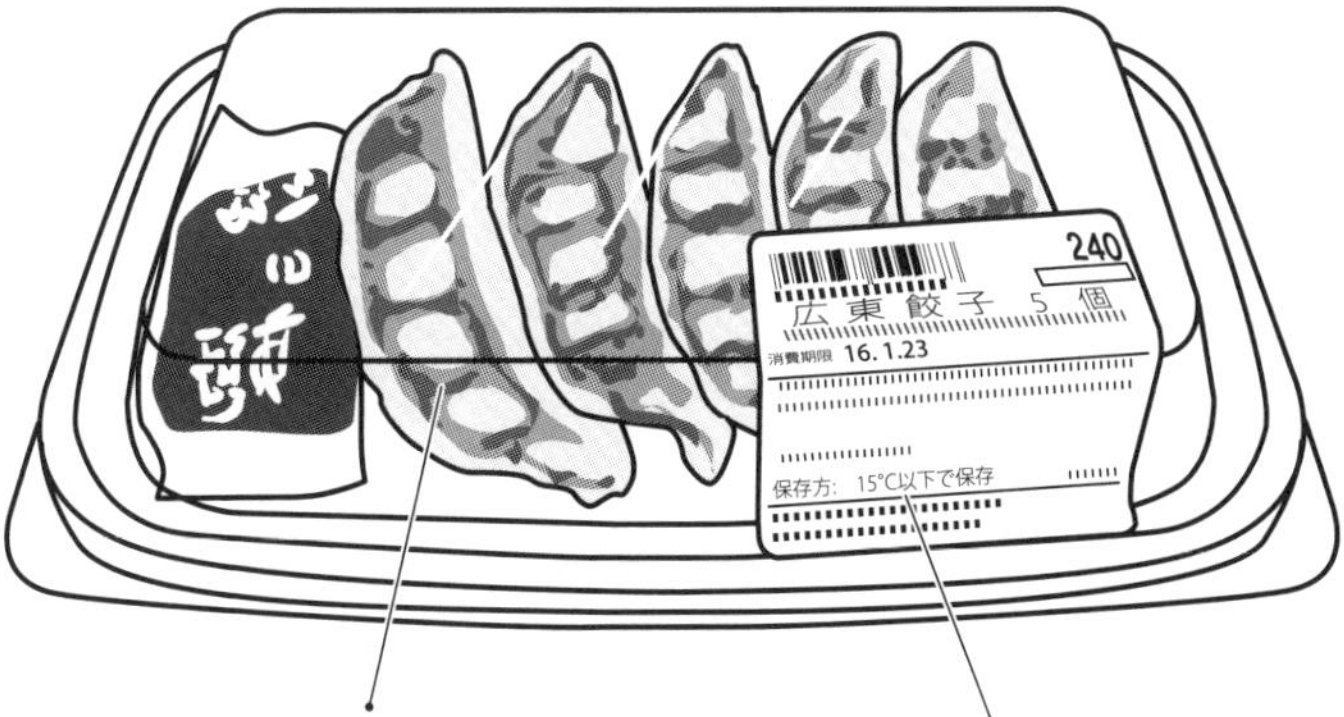
240
広東餃子　5個
消費期限 16.1.23
保存方: 15℃以下で保存
ハシゴ状の焼き目の
ものは冷凍餃子
15度以下の保存
になっているか

スーパーの餃子はたいてい仕入れ品の冷凍餃子を焼いたもの。パックの総菜を温かいまま包装し、常温で販売している店は要注意

ません。**売り場も15度以下に保つ必要がある**のです。

現に、コンビニの総菜売り場は10度以下に保たれています。

裏方情報

豚肉と書いてあっても食用ではなく繁殖用の大貫豚を使っていることが多い。キャベツの芯もそのまま使っている

お店に確認しよう

❶ この餃子はこの厨房で包んでいる？
❷ 餃子の具の豚肉はどこの部位？
❸ 餃子の皮はどこでつくっている？

焼き魚

売れ残りの魚を再加工したものも

居酒屋、小料理屋さんに行くとおいしい焼き魚を食べることができます。家庭で焼いてもなかなか魚の表面をパリッと焼き上げることはできません。

とくにほっけなどの大きな魚、太い生《なま》魚はきれいに焼くのがむずかしいものです。焼き魚をおいしく焼くには、遠火の強火の炭火がいいのですが、焼くだけでも経験が必要になります。電気を使用した焼き魚機があれば、経験に関係なくおいしく焼くことができます。

私は、鮮度のいい大きな魚を時間指定で焼いてくれるスーパーがあれば流行《はや》ると思います。焼き魚は、ただ焼くだけではなく、串を刺し、化粧塩をすることで、家庭ではできない付加価値をつけることができます。焼き魚だけでなく、かれいなどを油でおいしくカリカリに揚げてくれるお店もあればいいですね。

総菜コーナーの焼き魚、煮魚は、売れ残りの鮮魚を再加工してつくっているスーパーもありました。さば、鮭、さんまを塩焼きに、かれい、いわしを煮付けにという具合に、生魚で売るには鮮度がわるくなって、売れなくなった魚を使用しているのです。

当然のことながら、鮮度の落ちた魚ではおいしい焼き魚はできません。

たいていのスーパーでは焼き魚も仕入れ品を調理したものです。三枚におろしたり、半身に

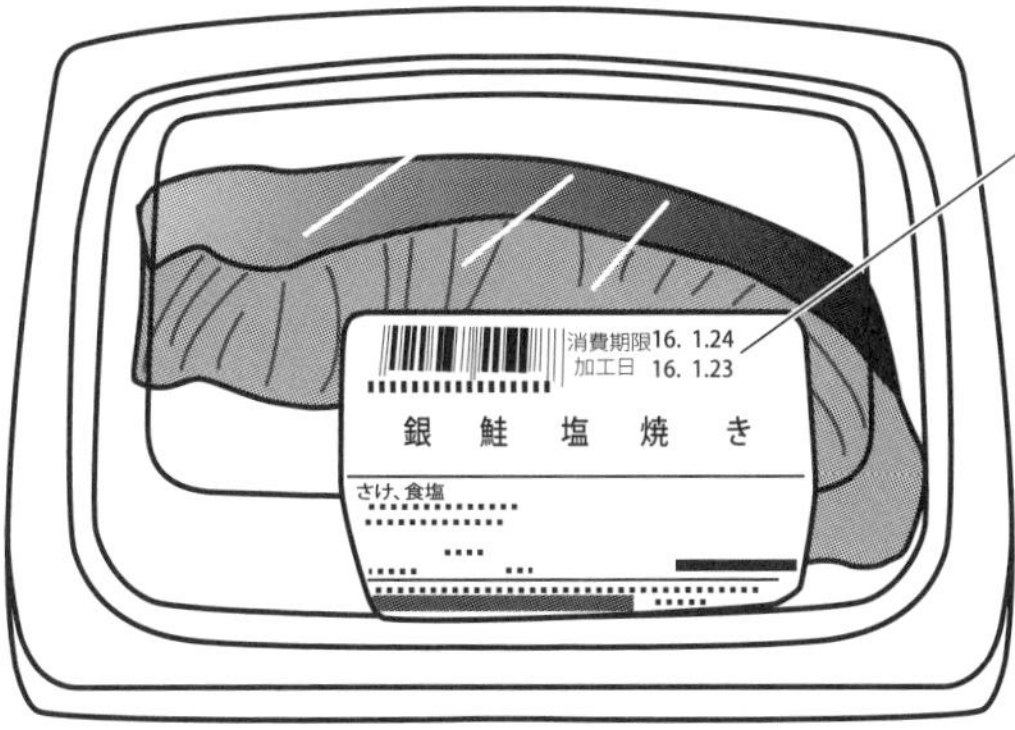
消費期限16. 1.24
加工日 16. 1.23
銀　鮭　塩　焼　き
さけ、食塩
売れ残りの魚を再加工した場合、かなり時間がたっていることも

焼き魚を選ぶコツは、焼き目がきれいで、おいしそうなことが大切。電気グリルで焼いたものなら、冷凍の仕入れ品でもおいしい

加工するなどすぐ焼ける状態になって冷凍輸送されてきます。それでも電気グリルで焼いている焼き魚なら、とてもおいしく食べられます。

裏方情報

鮮魚コーナーの売れ残りを焼き魚に再加工する店も。製造日＝最終加工日なので、パックの表示はラベルを貼ったその日になる

お店に確認しよう

❶どうやって焼いているの？
❷この魚はいつとれたもの？
❸この魚はどこでとれたもの？

ポテトサラダ　仕入れ品は前日につくられている

商店街の総菜屋さんの中には、ポテトサラダのおいしいお店が必ずあります。ポテトサラダは、家庭でつくるのと同じように、蒸し上がったばかりのじゃがいもをつぶして、マヨネーズと混ぜて温かいうちに食べると本当においしいものです。

晩ご飯のおかずに食べるポテトサラダであれば、夕方総菜屋さんでできたてのポテトサラダを食べたいものです。マヨネーズをたっぷり使用していれば、ポテトサラダは腐敗しにくいものですが、マヨネーズの配合を少なくして、じゃがいもの味を出してしまうと、ちょっとした汚染でポテトサラダはすぐにわるくなってしまいます。

腐敗を防ぐためには、蒸したじゃがいもを温かいうちにつぶし、すぐに10度以下に冷やして、冷たいマヨネーズと混ぜて冷蔵販売をおこなえば、数日は日持ちするポテトサラダができあがります。

スーパーの総菜のポテトサラダは、いなり寿司（次項）と同じように、**工場で製造されたものがほとんど**です。パックに小分けしてラベルを貼っているので、**製造日は当日になっていますが、ほとんどの場合、前日につくられています。**

日持ちをよくするために、細菌が繁殖《はんしょく》しにくい10度以下に冷却するため、**じゃがいものほく**

前日、工場でつくられた仕入れ品がほとんど

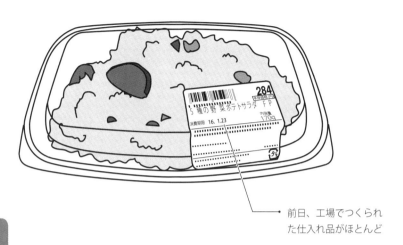

スーパーの総菜のポテトサラダは仕入れ品がほとんど。日持ちをよくするために、じゃがいものほくほく感がなくなっている

ほく感がなくなってしまったものが多いのです。おいしいポテトサラダを食べるには、夕方、じゃがいもを蒸してマヨネーズを混ぜている総菜屋さんを探す必要があります。

裏方情報

卵黄が少なくマヨネーズとは呼べないような業務用の安いマヨネーズを使った仕入れ品もある。いもなど具が大きいものは日持ちしないので、店でつくっている場合が多い

お店に確認しよう

❶ じゃがいもを蒸したのはいつ？
❷ マヨネーズと混ぜたのはいつ？
❸ ここの厨房でつくっているの？

いなり・巻き寿司

製造後1日以上たっている!?

子どものお弁当にいなり寿司をつくるとします。子どもの出発は朝の7時です。前日の夕方に油揚げを甘く煮て、ご飯は朝6時に炊きあがるようにセット。6時から酢飯をつくって、いなりの中に酢飯を詰めてお弁当をつくる。それを子どもが昼12時に食べるとすると、ご飯の炊きあがりから食べるまでは、6時間になります。

スーパーでいなり寿司、細巻き、太巻きの寿司を購入するときに、売り場で包装容器に入らずにバラ売りされていれば、スーパーの厨房《ちゅうぼう》でつくったと思いませんか。

酢飯は仕入れ品を使っていたとしても、油揚げの中に酢飯を詰めるのはスーパーの厨房でおこなっているはず、と普通の方は思います。もちろんご飯を厨房で炊いて、きちんとつくっているスーパーもあります。しかし、**前日に工場でつくられ運ばれてきたいなり寿司を、売り場に並べているだけのスーパーもある**のです。

ご飯は、炊きあがったときがいちばんおいしく、時間がたつにつれて味は落ちていきます。工場でつくるときは早朝にご飯を炊いて、パートさんが朝から夕方までいなりを製造します。その日つくったいなりは夕方から夜にかけて配送し、スーパーの売り場には翌日の朝並びます。つまり**ご飯を炊いてから24時間以上たって売り場に並んでいる場合もある**のです（スーパ

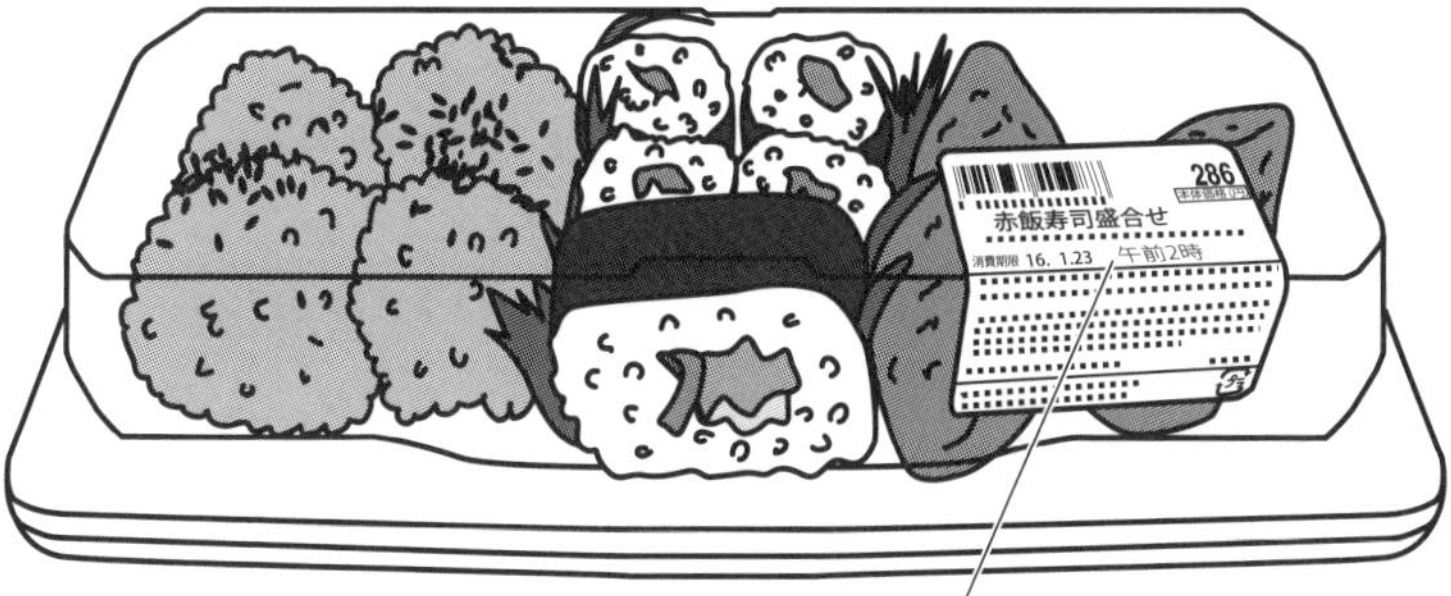

前日に工場でつくられたものは、ご飯を炊いてから24時間以上たっている

いなり・細巻き・太巻き寿司は、バラ売りで並んでいても、店の厨房で製造しているとは限らない。いつどこで製造したかを確認すべき

ーの配送は1日1便が基本。コンビニは1日3便)。

スーパーの寿司は、店の厨房でご飯を炊いているかどうか、いつ炊いたかを確認してから買うべきです。

裏方情報

本来ならつくって4時間たったら2割引き、5時間以上たったら半額とすべき。寿司は5時間以上たつとシャリが乾いてまずくなる

お店に確認しよう

❶ このお寿司はいつ、どこでつくったの？
❷ ご飯はどこで炊いたの？
❸ いなりの油揚げの味付けはどこでしたの？

卵焼き

かためのプリンのような食感

スーパーでの買い方の本ではありますが、**梅干し、卵焼きはスーパーで買うべきではありません。**卵焼きだけは手づくりをおすすめします。

お弁当をつくって、「いちばんおいしかったおかずは何?」と聞かれたときに、「手づくりの厚焼き卵がいちばんおいしかった」と答えてもらえたら幸せを感じませんか。

スーパーの催事場で手づくりの卵焼きを実演販売しているときには、焼いている手元に注目します。とくに白身の混ぜ方をよく観察しましょう。ふっくらしたおいしい卵焼きは、新鮮な黄身の盛り上がった卵を使用し、白身を混ぜすぎないようにするのがポイントです。

カットされている厚焼き卵が真空パックで売られています。卵焼きのおいしさは、ふっくら焼けているかどうかがポイントです。**真空パックし、パック後再度加熱した商品は卵がかたくなってしまって食感もかためのプリンのよう**です。包装してある商品を横から見て、ふっくらしているように見えない商品は購入すべきではありません。

魚のすり身を使用したおせち料理の伊達《だて》巻きは、家庭ではなかなかうまくつくることはできません。ふっくら仕上がっている伊達巻きが売り場にあれば、おすすめです。

家族の記憶に残る家庭の味は、ごちそうではなく、日常のおかずの場合が多いもの。毎日の

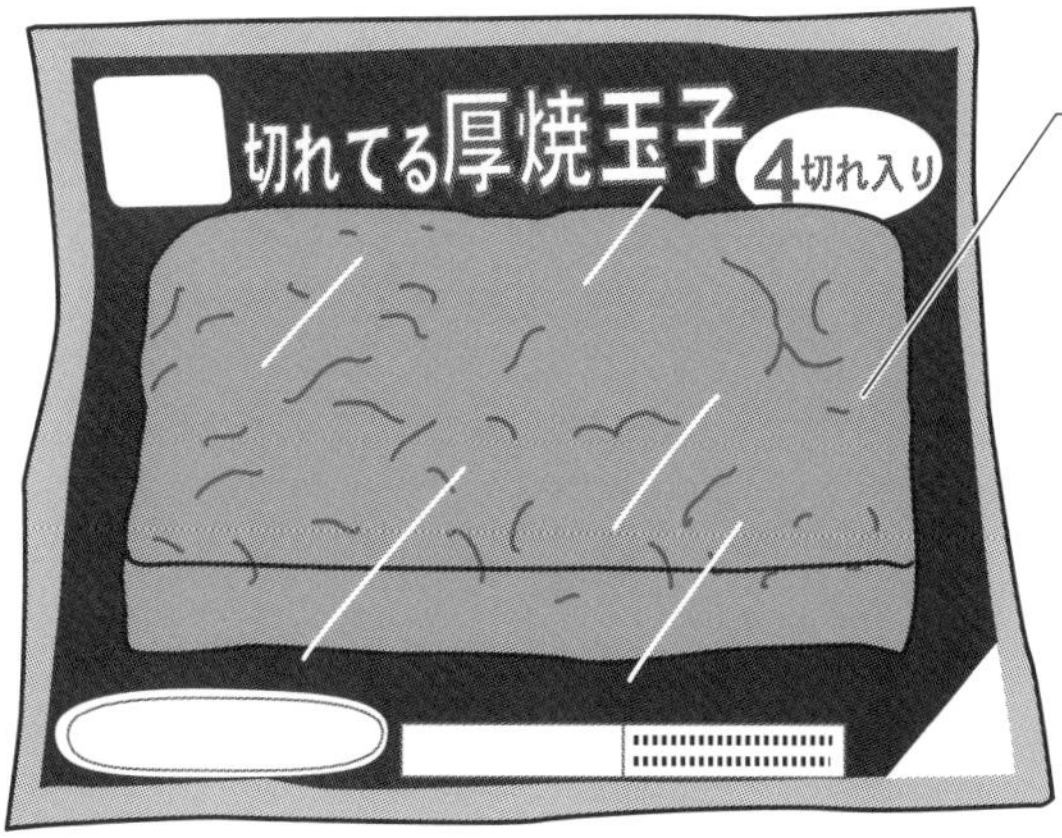
切れてる厚焼玉子
4切れ入り
真空パックは卵が
かたくなっている

真空パック入りの卵焼きは、加熱でかたくなっていておいしくないものが多い。卵焼きは手づくりがおすすめ。買うなら、ふっくらした伊達巻きを

味噌汁、卵焼きなどは、家庭の味、お弁当の味の代表だと思います。ほかのおかずは冷凍食品を使用しても、卵焼きだけは家で焼いてみませんか。

裏方情報

卵の白身と黄身の比率は、白身7：黄身3。だが加工食品の卵焼きは、白身の比率を増やして、コストを下げているものがある。（黄身のおいしさがなく、プリプリしているもの）

お店に確認しよう

❶ 真空パック後に再加熱している？
❷ プリンみたいになっているのはどうして？
❸ この厨房で焼いているものはある？

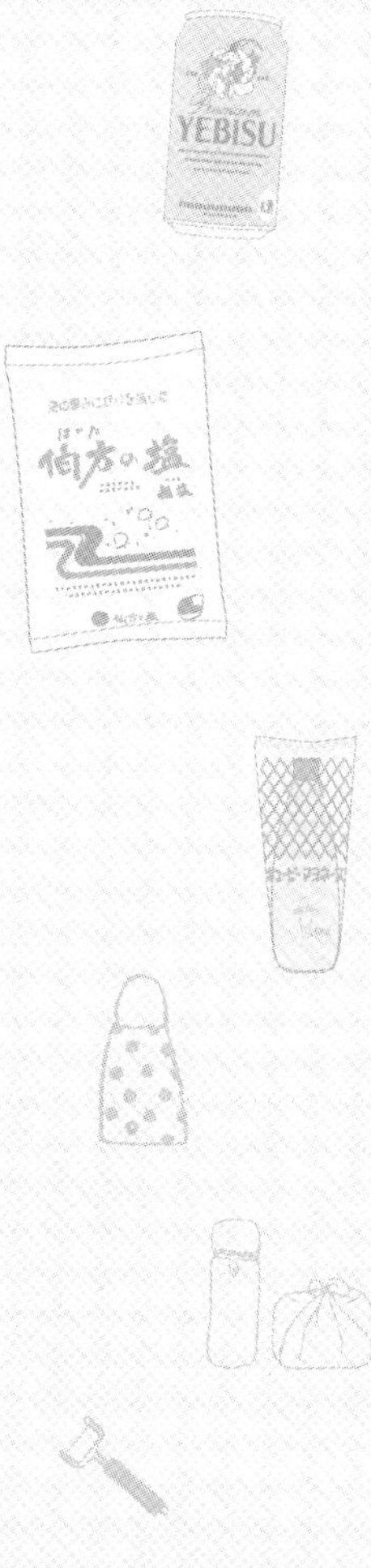

第5章 飲料・調味料

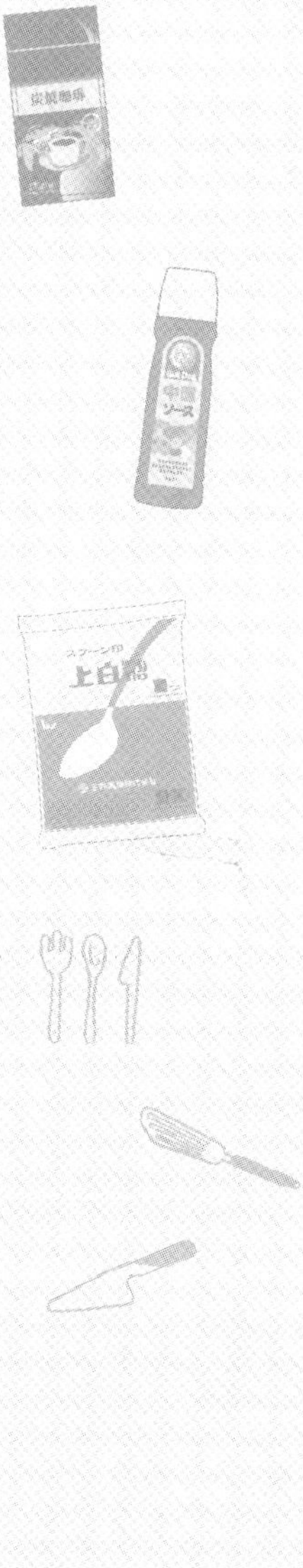

野菜ジュース 濃縮還元タイプは避ける

果汁100％ジュースは「濃縮還元タイプ」と「ストレートタイプ」という2種類に分かれます。

●濃縮還元タイプ＝果物から搾《しぼ》り出した汁を、加熱などでいったん水分を飛ばし濃縮したペースト状にして冷凍保存。容器に詰める前に水分を加えて果汁の状態に戻したもの。
●ストレートタイプ＝果物から搾り出した汁を、そのまま低温保存しておき容器に詰めたもの。

果物ジュースには濃縮還元の表示義務がありますが、野菜ジュースはトマト、にんじんだけに濃縮還元の表示義務があり、ほかの野菜についてはありません。**野菜の栄養素を気にして飲む方は、栄養素の失われ方が少ない濃縮還元されていないものを選ぶべき**です。

厚生労働省は健康増進の観点から、1日350グラム以上の野菜を食べるよう推奨しています。「1日分の野菜」などと書かれている市販の野菜ジュースを毎日1本飲めば、野菜は足りると思いがちですが、そうではありません。

原料の野菜をジュース工場で直接ジュースにするのではなく、また、**使用している野菜はほとんど海外の原材料**で、物流費を削減するために濃縮をかけています。また、ジュースを容器

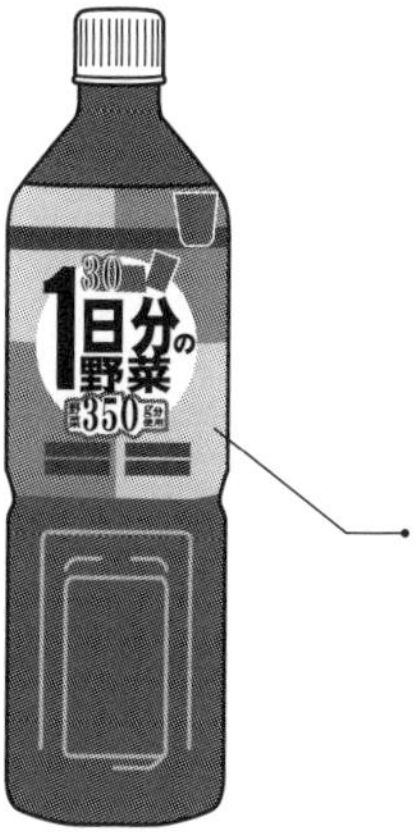

市販の濃縮還元野菜ジュースだけでは、必要な量の野菜をとることはできない。原料の野菜が海外産の場合、残留農薬などのリスクもある

に充填《じゅうてん》する前に殺菌工程が入るので、**加熱によって失われる栄養成分がある**のです。

野菜ジュースだけを飲んでいても、1日分の野菜をとったことにはなりません。

お店に確認しよう

❶ この野菜ジュースの原料の産地はどこ?
❷ 濃縮還元でない野菜ジュースはある?
❸ にんじんのおいしいジュースはある?

コーヒー　インスタントの原材料は？

スーパーでコーヒーを買うときは、コーヒー豆、豆を挽《ひ》いて粉にしたもの（ドリップパック式含む）、インスタントコーヒーの3種類の選択肢があります。インスタントコーヒーでも、沸騰《ふっとう》したお湯をカップに勢いよく注げば、香りが引き立ちおいしく飲むことができます。

インスタントコーヒーについては、不思議なことがあります。インスタントコーヒーの原材料名に「コーヒー豆」と書いてあるので、産地の豆を使って、日本でインスタントコーヒーを製造していると思うでしょう。ところがそうではなく、産地からはフリーズドライのインスタントコーヒーになった状態で日本に輸出されている場合があります。**日本で産地ごとのインスタントコーヒーをブレンドし、びん詰めしているだけ**なのです。

本来、原材料名には使用した原材料を書かなければならないはずです。**インスタントコーヒーを原材料としているのに、コーヒー豆と記載している**のはなぜでしょうか。私は不思議でたまりません。

コーヒーは豆の産地で大きく味が異なります。さらに焙煎《ばいせん》の仕方でも、味の深みが変化します。しかし、いちばんコーヒーの香りを左右するのは、コーヒー豆を挽いてから淹《い》れるまでの時間だと思います。理想は、コーヒーを飲む直前に豆を挽くことです。

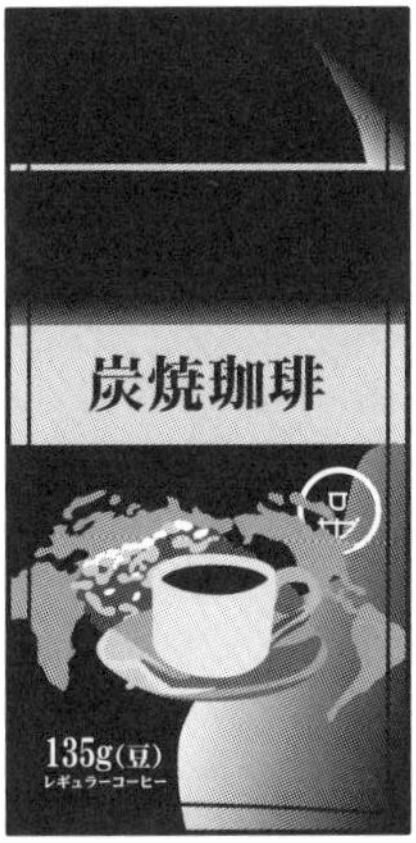

コーヒーは豆の種類、産地、賞味期限を確認するだけでなく、いつコーヒー豆を挽いたのかがいちばん重要な確認ポイント

また、**スーパーのコーヒー豆売り場には電動ミルが設置されていますが、清掃が不充分なお店が多いので使用はおすすめしません。**

裏方情報

輸入したインスタントコーヒーの賞味期限が2016年でも、日本で詰め直すと賞味期限は2年間延びる。期限を延ばすためにメーカーは詰め直しをする

お店に確認しよう

1. このコーヒー豆はいつ焙煎したもの？
2. 焙煎の程度はどのくらい？
3. ミルはいつ清掃している？

ビール・日本酒

商品の回転の早い店で選ぶ

ビール工場に見学に行ってビールを飲むと、本当においしいものです。ビールは工場でできたてがいちばんおいしいからです。おいしいビールの味を落とす主な要因は、時間の経過、輸送時の温度変化、振動です。

商品の回転のわるいお店では、ビールを在庫として持っているうちに、どんどん味が落ちていってしまいます。買ってから自宅に保存しておくのも同じこと。ビールの賞味期限は約9ヵ月ですが、製造年月の表示の新しいものを選び、買ったらすぐに飲みましょう。

ビールを箱で売る売り場では、賞味期限の残りが短いものを上に積んで販売しています。**ビールを箱買いするときは、賞味期限が長いものを下から掘り出して買うべき**です。

一方、日本酒には「製造年月」が記載されています。これはできた日本酒をびんに詰めて出荷した年月です。酒税法により出荷の時点で税金がかかるために表示されているもので、賞味期限を示しているのではありません。

びん詰めの日付なので、いつお酒ができあがったのかはわかりません。びん詰めまでに時間がたっている場合もあるので、表示されている「製造年月」から日数がたっていないものを選びましょう。

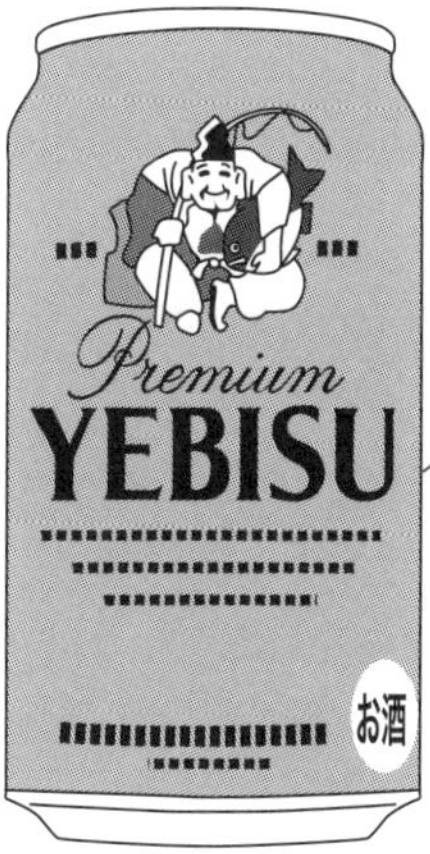
Premium
YEBISU
お酒
ビールを箱買いするときは賞味期限の長いものを

ビール、日本酒は生き物。製造からなるべく日がたっていないものを選ぶべき。日光が当たっているような売り場では買わないこと

ビールにしろ日本酒にしろ、輸送や売り場での管理がしっかりしていることが大前提です。**商品や売り場が日光に当たっているようなお店で購入すべきではありません。**

裏方情報

ウィスキーと焼酎には製造年月日も賞味期限もないので、古いかどうかはわからない

お店に確認しよう

❶この銘柄のビールでいちばん新しいのは？
❷この日本酒でいちばん鮮度のいいものは？
❸地元の日本酒でキレがいいものはどれ？

塩

常温で無期限に保存できる

塩は1997年に専売制度がなくなり、販売が自由化されました。さまざまな塩が販売されると、自然塩、天然塩などといった表示が氾濫《はんらん》したため、食用塩公正取引協議会は、2008年に塩の品質表示基準が施行されて以降も随時、塩に関する表示の改訂をおこなっています。「しお公正マーク」がついたものは、業界団体の表示ルールを守っている商品です。基準の中では、自然塩、天然塩などといった表示は認められていません。

塩には、海塩《かいえん》（海水からとれた塩）、天日《てんぴ》海塩（天日蒸発だけで精製した海塩）、焼き塩（結《けっ》晶《しょう》化した塩を加熱してサラサラにした塩）、岩塩《がんえん》（岩塩鉱からとれた塩）などの種類があり、塩の味は同じではありません。製法、メーカー、銘柄《めいがら》が異なれば、塩の味も異なります。**にがりをほどよく残した塩には独特のコクや甘み、まろみがあります。**

家庭では、精製度の高い食塩を使用するよりも、パッケージに印刷されている**成分表のカリウムやカルシウムの含有量を確認し、含有量が多いものがおすすめ**です。

とくに、枝豆などを茹《ゆ》でたときに塩を振って塩角《しおかど》を感じない、うまみを感じる塩がおすすめです（塩辛く感じることを「塩角」があるといいます）。

塩は長期間たってもわるくならないため、賞味期限は設定されていません。**常温でほぼ無期**

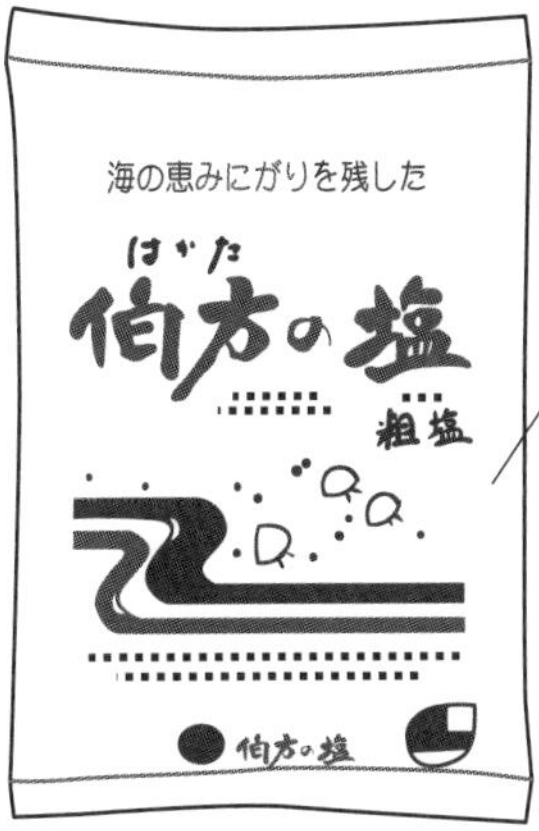

カリウムやカルシウムの含有量の多いものを成分表で確認

塩は長期間保存しても品質は劣化しない。塩を選ぶときには、岩塩、海水からできたものなど、NaCl（塩化ナトリウム）以外のものが含まれている塩を選ぶことが大切

限に保存できます。賞味期限の表示がなくても心配無用です。

裏方情報

「○○の塩」とうたっていてもオーストラリアやメキシコから輸入した原塩を原料にしていることが多い

お店に確認しよう

❶ 枝豆に使う塩はどれがおすすめ？
❷ 魚に振り塩するときはどの塩がいい？
❸ 梅干しをつくるときはどの塩がいい？

砂糖

常温で無期限に保存できる

スーパーに並ぶおなじみの砂糖は上白糖、グラニュー糖、三温糖《さんおんとう》でしょう。上白糖は白砂糖ともいわれるもっともポピュラーなもので、北海道などで生産されている甜菜《てんさい》（ビート）、沖縄などで生産されているサトウキビから熱水抽出《ちゅうしゅつ》・精製してつくられています。結晶《けっしょう》が細かく、料理や飲み物、菓子などに幅広く使われます。

グラニュー糖は上白糖より結晶が大きく、純度の高い砂糖です。コーヒー、紅茶、菓子、料理など幅広く使われます。角砂糖はこのグラニュー糖を固めたもの。三温糖は黄褐色《おうかっしょく》の砂糖で、甘みが強く、独特の風味をもっています。煮物などに使うと甘みとコクが出ます。

沖縄などでつくられている黒砂糖（黒糖）は、サトウキビの搾《しぼ》り汁を精製せず、そのまま煮詰めたものです。カリウム、カルシウムなどのミネラルを豊富に含み、健康のために利用されています。

清涼飲料水などの加工食品に多用されるのは、異性化糖《いせいかとう》（果糖ぶどう糖液糖、ぶどう糖果糖液糖ともいう）という甘味《かんみ》料です。価格が安く、糖分の配合量を増やせるため、食品の保存性がよくなるという利点があります。バームクーヘンなどを食べて甘さがおいしくないと感じた場合、異性化糖を使っている可能性があります。さっぱりした味になるといわれる方もいます

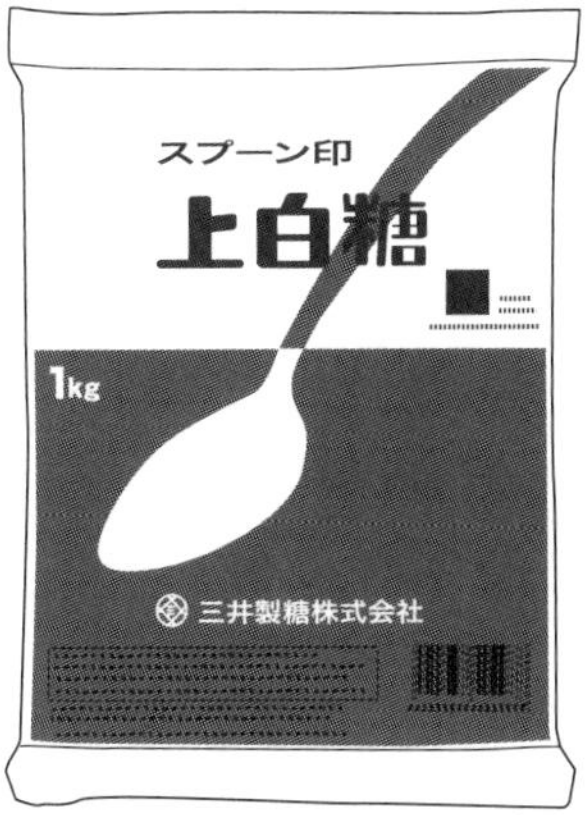

上白糖は精製した化学薬品と同じ。家庭では、三温糖、黒糖などを使えば、料理に深みが出る

が、私は、ケーキ、プリンなどには異性化糖の甘さは合わないと思います。

ダイエットなどで砂糖を控えている方が異性化糖を多く含んだ商品を食べると、かえって脂《し》肪《ぼう》が増えてしまう可能性があるので注意が必要です。

砂糖は塩と同様に長期保存がきくため、**賞味期限、製造年月日、保存方法の表示は法律上いりません。**

お店に確認しよう

❶ 煮物に使用する砂糖は何がいい？
❷ 毎朝飲む紅茶におすすめの砂糖は何がある？
❸ ケーキを焼くときの砂糖は何がいい？

醤油《しょうゆ》

薄口醤油の塩分に注意

日本食の原点は醤油《しょうゆ》かもしれません。地方の味も醤油によるところが多いと思います。鹿児島に行くと刺身用の甘い醤油があります。刺身専用の醤油がある地方はわりと多いものです。

醤油の主な原料は大豆・小麦・食塩です。独特のうまみは主に大豆のたんぱく質から、香りや甘みは小麦のでんぷんから、それぞれ微生物《びせいぶつ》の働きによりつくられます。

醤油には「濃口《こいくち》醤油」のほか、「薄口《うすくち》醤油」「たまり醤油」「再仕込み醤油」「白《しろ》醤油」の全部で5種類あり、料理で使い分けることで味の幅が広がります。なお、**薄口醤油は色が薄いという意味で、塩分が薄いわけではなく、むしろ濃口より塩分濃度は高い**のでご注意を。

いちばん普及しているのが濃口醤油です。濃口醤油の製法は、「本醸造方式」「混合醸造方式」「混合方式」の3種類です。本醸造方式は麹菌《こうじきん》など微生物の働きでつくる伝統的な製法で、約8割の醤油がこの方法でつくられています。混合醸造方式や混合方式はアミノ酸液などを加えて短期間でつくる方式で、独特のうまみと香りがあります。

本醸造方式がいちばんおいしく、アミノ酸液を混合している醤油がおいしくないということではありません。ここが醤油のむずかしいところです。子どものころから慣れている味が、アミノ酸液を使用している醤油であれば、それがおいしい醤油になるのです。

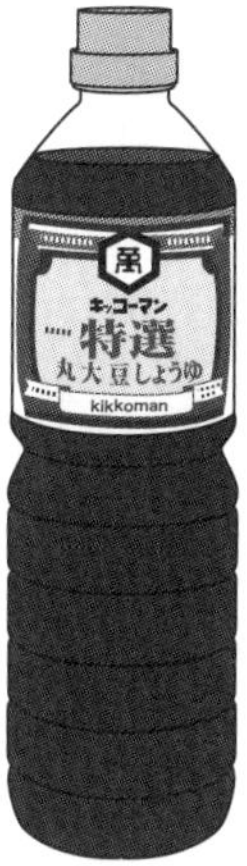

醤油は価格だけで選ぶのではなく、料理、食材によって使い分けるとよい。
薄口醤油は塩分濃度が濃口よりも高いので注意

醤油は空気にふれると、酸化して風味が落ちてしまいます。最近は、特殊な注ぎ口で中に空気が入りにくく、酸化を防ぎ鮮度が長持ちする醤油が売られています。

裏方情報

激安ショップの醤油はアミノ酸液から1～2カ月でつくる速成の醤油風調味料。ただ色が黒いだけで醤油の風味もうまみもない

お店に確認しよう

❶ 刺身においしい醤油はどれ？
❷ 冷や奴においしい醤油はどれ？
❸ 煮しめで野菜の色をきれいに出せる醤油は？

酢　疲労回復に効果的

酢は、穀類（米や麦など）、果実（りんごやぶどう）などの糖質を含む食材をアルコール発《はっ》酵《こう》させた後、酢酸菌《さくさんきん》を加えて酢酸発酵させたもので、主な成分は酢酸ですが、アミノ酸なども含んでいます。

酢は醸造酢と合成酢の2つに分けられます。醸造酢は、穀物酢、米酢、黒酢、りんご酢、ぶどう酢など原料別にたくさんあり、その数は数百もあるといわれています。

クセがなくすっきりとした酸味の穀物酢が一般的ですが、そのほかにも、**まろやかでコクのある米酢、フルーティーな酸味のりんご酢、アミノ酸が多く含まれてまろやかな酸味の黒酢**などがあり、スーパーなどでもよく見かける酢です。

ラベル表示の品名に合成酢と書いてあるものは、化学的に合成された酢液などを薄めたものに砂糖や酸味料、化学調味料などを加えてつくったものです。醸造酢は穀類を発酵させ、味がなじむまでに時間がかかりますが、合成酢は短期間で安価に製造できるのです。しかし、合成酢はツンとくるにおいが感じられ、おすすめできません。

外国の酢の中では、フランスのワインビネガー、アメリカのホワイトビネガー、イギリスのモルトビネガー、イタリアのバルサミコ酢がポピュラーです。

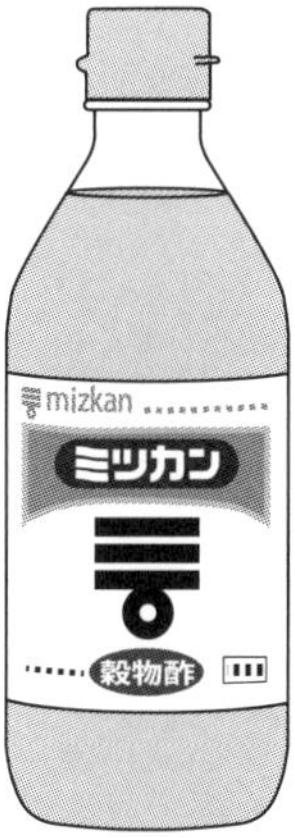

表示の品名に合成酢と書いてあるものは避けるべき。穀物酢、果実酢、米酢など各種の酢は味や特徴が異なるので、好みに合った酢を選ぶ

酢には塩分を感じなくする効果があります。塩分の強すぎる塩辛《しおから》、筋子《すじこ》などに、酢を数滴たらすとおいしく食べることができます。

また、酢は疲れたときにとると疲労回復に効くといわれています。お風呂上がりにお好みの酢を数滴たらしたソーダ水はいかがですか。

お店に確認しよう

❶ わかめの酢の物に合う酢はどれ?
❷ ソーダ水に入れて飲んでおいしい酢はどれ?
❸ 餃子を食べるときにおいしい酢はどれ?

トマトケチャップ

特級と標準のランクがある

加工食品は、穀物が育たない冬の食料を確保するために生まれてきました。ハム、ソーセージは、豚を飼料のある夏から秋のあいだに飼育し、餌がなくなる冬の前に屠《と》畜《ちく》し、加工して冬の食料としていたのです。

もうひとつの理由は、野菜は収穫期に大量にとれるけれど、生《なま》のままの流通では限界があり、かつ長期保存も効かないためです。加工して保存できれば、遠方の大量消費地まで流通させることができます。

トマトも夏の時期に収穫され、それ以外の時期にも食べることができるように、トマトケチャップをはじめとするさまざまな加工品が製造されてきたのです。

トマトケチャップは農水省の「トマト加工品の日本農林規格（ＪＳＡ）」で次のように定められています。

「濃縮トマトに食塩、香辛料《こうしんりょう》、食酢、砂糖類及びたまねぎ又はにんにくを加えて調味したもので可溶性固形分が25％以上のもの」「上記に酸味料（かんきつ類の果汁を含む。）、調味料（アミノ酸など）、糊料《こりょう》など（たまねぎ及びにんにく以外の農畜水産物並びに着色料を除く）を加えたもので可溶性固形分が25％以上のもの」

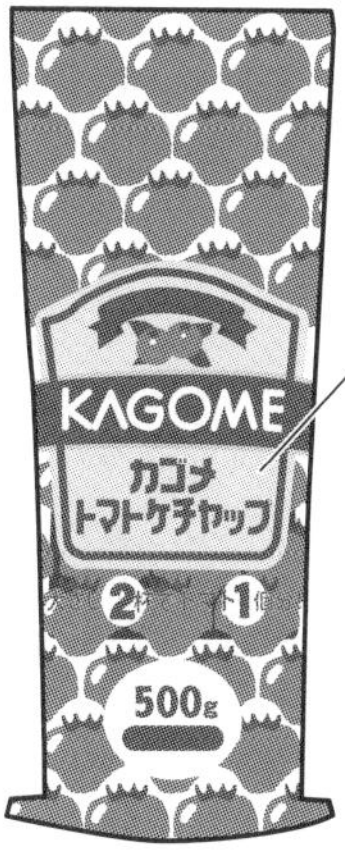

特級品は香辛料以外の添加物を使っていない

トマトケチャップはＪＡＳの特級品がおすすめ。チューブの中で水分が分離していても品質には問題ない。振れば元通りになる

この条件に合わないものはトマトソース、トマトピューレなどと呼ばれます。**トマトケチャップには特級と標準がある**のをご存じですか。**特級は、添加物の使用が香辛料抽出物以外は認められていません。**

お店に確認しよう

❶ 色がきれいなケチャップはどれ？
❷ 子どもが酸っぱく感じないケチャップは？
❸ 鶏肉を煮込むときにおいしいものはどれ？

ソース わが家の味のソースもつくれる

ソースはウスター、中濃、とんかつの3種類に大別されます。日本農林規格（ＪＡＳ）では、すべてまとめて「ウスターソース類」と呼ばれており、「0・2パスカル秒未満」などと粘度（とろみ）の数値の違いによって区別されています。

●ウスターソース＝さらっとした液状。やや辛口。
●中濃ソース＝ウスターととんかつの中間で、ややとろみがあり、ほどよい甘さ。
●とんかつソース＝最もとろっとしており、甘い。

ウスターソースのように液状のソースは、とんかつなどの衣《ころも》の中まで染みていきますが、とろっとしたソースは表面にとどまるだけ。塩分濃度の違いにつながるので、料理で使い分けましょう。

ソースは味が濃いので、ソースをかけて食べるときは料理の味よりもソースの味を楽しむことになります。ソースの原料は、野菜・果実（トマト、りんご、にんじんなど）の搾《しぼ》り汁、酢、糖類、食塩、香辛料などに、コーンスターチ、増粘多《ぞうねんた》糖類《とうるい》などの添加物を加えてつくられます。多いものでは20種以上の果物、野菜を混ぜている商品もあり、繊維質も豊富でしょう。

ソースの味はコクと甘み、そして香辛料がポイントです。市販のソースに自分の好みの香辛

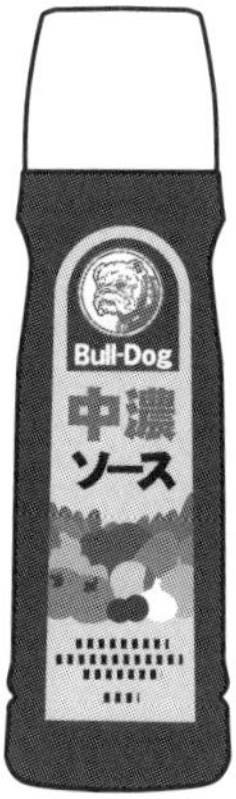

開封後は冷蔵庫に保存するようメーカーはすすめている。好みの味の市販ソースを見つけ、香辛料でひと工夫するとオリジナルのソースとなる

料を加えると、わが家だけの味のソースができあがります。

私はクローブの味が好きなので、家ではそれを加えてひと工夫しています。

裏方情報

ソースは添加物を使わないものがほとんどだが、一部に保存料のソルビン酸Kを使っているものがあるので注意

お店に確認しよう

❶ロースとんかつに合うソースはどれ?

❷あじフライに合うソースはどれ?

❸ポテトコロッケに合うソースは?

味《み》噌《そ》 ブレンドしてお好みの味に！

昔ながらの味噌《みそ》は大豆、塩、麹《こうじ》からつくられ、その土地土地でさまざまな味噌があります。味噌には大きく分けて米味噌、麦味噌、豆味噌の３種類があり、米味噌は米麹、麦味噌は麦麹、豆味噌は豆麹を使ったものです。生産量が最も多いのが米味噌。

また、よく聞く赤味噌・白味噌とは米味噌の色や味の違いをいったもので、麹の割合と熟成期間が異なります。**赤味噌は麹が少なめなので熟成期間が長く辛口**になり、**白味噌は麹が多いため短期間で熟成し甘口**になります。

合わせ味噌は異なる味噌を混ぜたものです。**味噌はブレンドするとよりおいしくなる**のです。お好みでブレンド味噌をつくってみてはいかがでしょうか。

お湯で溶くだけで味噌汁になる、出汁《だし》入り味噌が販売されています。インスタント感覚で味噌汁を食べることができるので、忙しい朝には便利です。

でも、本来、味噌は麹の働きで原料を熟成させてつくる発酵食品ですから、**熟成期間が長いほどうまみも多くなります**。出汁入り味噌は短期間でつくるため、うまみを調味料や添加物で補ったものといえます。

味噌を保存しておくと色が濃くなってきて、風味も落ちてきます。なるべくこまめに買うこ

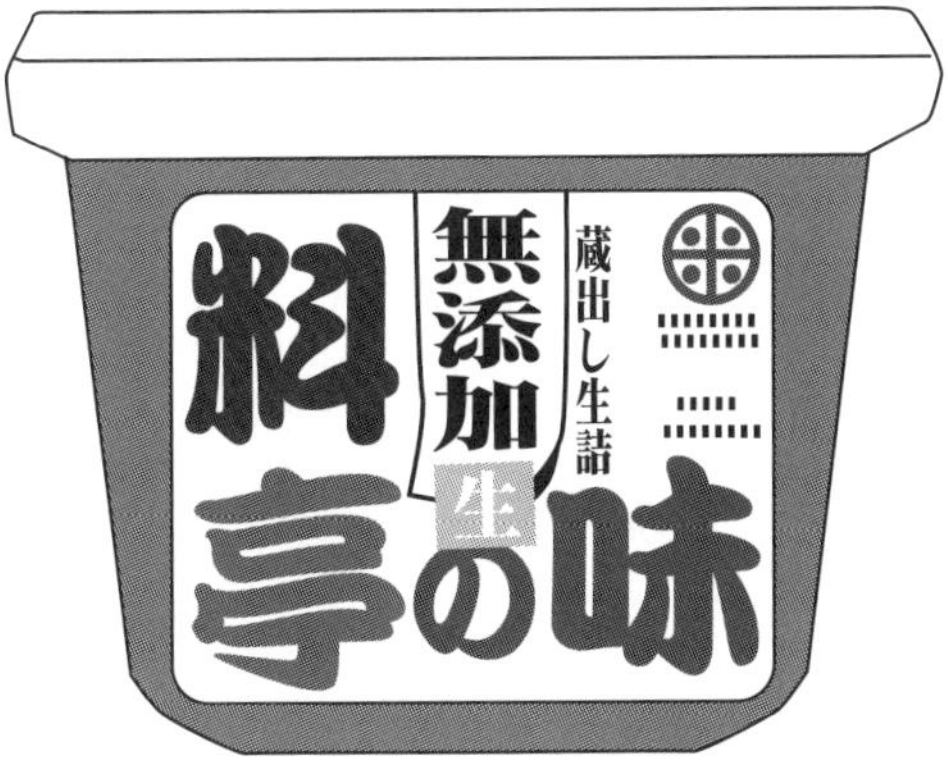

辛口の赤味噌、甘口の白味噌を好みの味にブレンドするとおいしい。長期保存はせず、なるべくこまめに買うのがおすすめ

とをおすすめします。また、**空気にふれないよう味噌の表面にラップをピタッと張っておく**などしておくといいでしょう。

裏方情報

出汁入り味噌を常用していると、味覚が麻痺《まひ》して舌がばかになりがち。味噌は生きているから、冷蔵ケースで売られているもののほうがおいしい

お店に確認しよう

❶私の出身地の味に近い味噌はある？
❷さばの味噌煮に合うものはどれ？
❸ピーマンと豚肉の味噌炒め用にはどれがいい？

マヨネーズ

卵黄タイプ、全卵タイプがある

「マヨラー」という言葉が生まれ、何にでもマヨネーズをかける食べ方が一時期話題になりました。

マヨネーズは油、卵、酢、塩からできています。マヨネーズのおいしさは、使用している素材のおいしさと、原材料の配合の割合で決まります。

マヨネーズには**卵黄だけを使った卵黄タイプ、卵黄と卵白の両方を使った全卵タイプの2種類がある**のをご存じですか。

濃い黄色でコクのある味が好みの方は卵黄タイプ、酸味抑えめでさっぱりした味の好きな方は全卵タイプがおすすめです。キューピーは卵黄タイプ、味の素は全卵タイプのマヨネーズを販売しています。

開封前のマヨネーズが室温で長期間保存できるのは、原料の酢による殺菌効果もありますが、チューブが入っている**透明なビニール包装が光による劣化《れっか》を防いでいる**のです。

ですから、この包装資材を破いた場合は、キャップを開けていなくても、賞味期限までもたなくなる可能性があります。

開封したマヨネーズは冷蔵保存し、早めに使いきることが大切です。空気にふれると酸化す

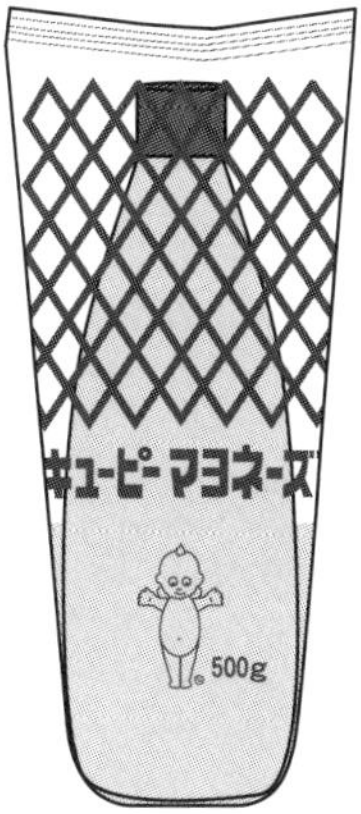

コクが好きな方は卵黄タイプ、さっぱりした味の好きな方は全卵タイプがおすすめ。使った後はチューブの中の空気を抜いて酸化を防ぐ

るため、使ったらチューブの中の空気は抜いておきましょう。

裏方情報

売り場で常温保存でも、未開封ならマヨネーズは腐らない。買い置きをする場合は、キャップに賞味期限が書いてあっても光を防ぐビニール袋ははずさないこと

お店に確認しよう

❶ 野菜サラダに合うものはどれ？
❷ お好み焼きに合うものはどれ？
❸ スティックサラダにおすすめのものは？

サラダ油

家庭の油は3種類あればよい

「サラダ油」とは、精製度が高く、低温で保存して濁《にご》ったり固まったりすることのないサラサラ感のある油のことで、ごま、なたね、とうもろこしなどからつくられた植物性の油です。よく「コレステロールゼロ」をうたっていますが、**もともと植物油にはコレステロールはほとんど含まれていません。**ヘルシーさを狙った宣伝文句でしょう。

家庭では、大豆ととうもろこしなどでできている普通のサラダ油と、香りづけ用のごま油、パンを食べるときや野菜サラダなど用にお好みでオリーブ油があれば充分だと思います。

料理本などでおすすめの油を新しく使ってみようと思ったら、まずはなるべく少量サイズで買って、口に合うかどうか試してみます。その後で大きな容量のものを買えば失敗はないでしょう。

天ぷらなどに使うときには、とうもろこし油、大豆油など1種類だけで揚げてもいいですが、ごま油をすこし混ぜると、香りがいい天ぷらになります。

おいしい天ぷらを揚げるには、新しい油を使うこと。食用油は酸化すれば傷《いた》みます。天ぷらに使った残り油は、こしてから、とんかつなどの揚げ物や炒め物に使うといいでしょう。しかし、天ぷらの次の揚げ物が1ヵ月先になるなら、固めて捨てるのが現実的だと思います。

家庭で使う油は、普通のサラダ油とごま油、お好みでオリーブ油があればＯＫ。酸化しやすいので冷暗所で保存する

光に当たったり、空気にふれたりすると酸化してしまうので、冷暗所で保存します。コンロの近くなど高温になる場所も避けましょう。

裏方情報

お店の外、直射日光の当たる場所で安売りしているサラダ油は酸化しているので避ける

お店に確認しよう

❶ 野菜サラダのドレッシングに合うのはどれ？
❷ 野菜の天ぷらでおいしいサラダ油はどれ？
❸ あじフライにおいしいサラダ油は？

小麦粉

3種類の小麦粉ですべてつくれる

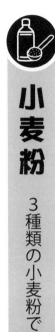

家庭料理でつねに台所に備えておくもののひとつに小麦粉があります。お米と小麦粉があれば、他の食材がなくてもなんとか空腹は満たせるものです。小麦粉をたくさん使う料理なら、食材にかかる費用も少ないので家計にやさしい献立になります。

小麦粉は、でんぷん、たんぱく質などの成分を含んでいます。なかでも水を加えると粘《ねば》りと弾力が出てくるグルテンというたんぱく質は、小麦独自のものです。グルテンの量が多く、質の強いものから順に強力粉《きょうりきこ》、中力粉《ちゅうりき》、薄力粉《はくりき》となっています。パンはグルテン量の多い強力粉、うどんなどは中力粉、天ぷら、お菓子は薄力粉を使用します。

強力粉を使用して餃子《ギョーザ》の皮をつくってみませんか。塩とお湯があれば簡単につくることができます。粉ふるい機で粉をよくふるいにかけてから、お湯と混ぜてよくこねるのがコツ。手づくりの餃子の皮でつくった水餃子を食べてみると、もちもち感が味わえて、小麦粉のおいしさを再発見すると思います。

おいしい天ぷらがご家庭で誰でもつくれます、とうたう天ぷら専用の粉が販売されています。お好み焼き専用の粉、たこや焼き専用の粉なども売られていますが、**小麦粉は本来、強力**

小麦粉は、強力粉、中力粉、薄力粉の3種類をつねに台所に準備しておくこと。
開封したら必ず密閉容器に移し、湿気、虫などが入らないように

粉、中力粉、薄力粉の3種類を用意しておけば、すべてのメニューがつくれるはずです。いろいろと試してみてはいかがでしょうか。

お店に確認しよう

❶お好み焼きにしておいしい小麦粉はどれ？
❷天ぷらの衣にしておいしい小麦粉はどれ？
❸餃子の皮にしておいしい小麦粉はどれ？

第6章

大豆・乳製品

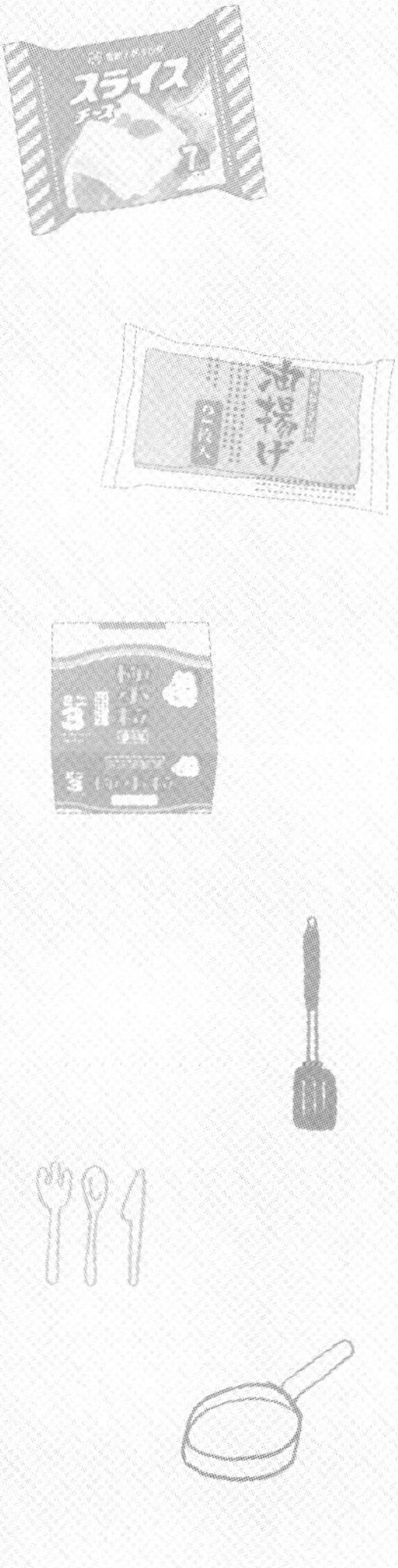

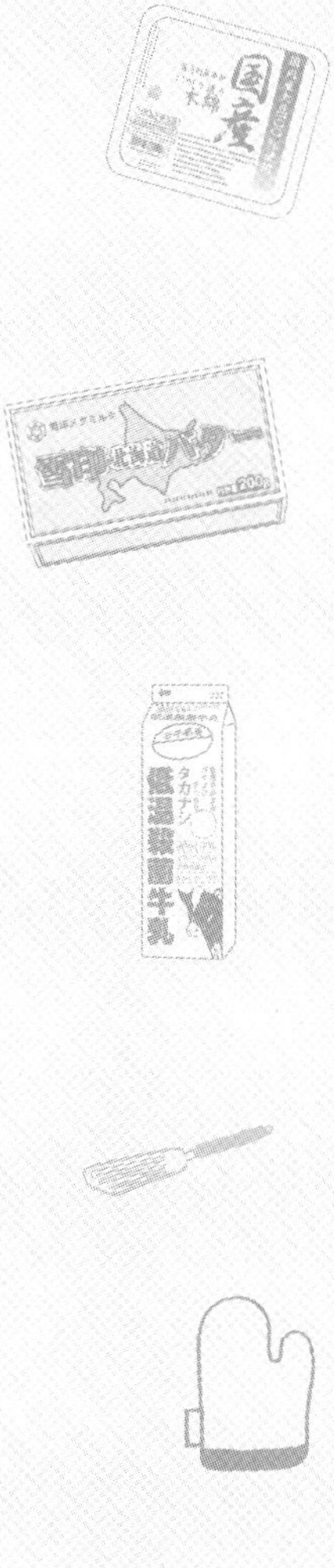

納豆

冷凍してもおいしく食べられる

外国旅行に行くとお腹をこわしてしまうのは、飲み水が日本の軟水《なんすい》と違って硬水《こうすい》だからなどといわれますが、腸内細菌が変化してしまうせいかもしれません。体調を整えるために、納豆を持参する人がいます。**納豆は賞味期限が過ぎても、納豆のにおいがしているうちは食べることができます**。毎日納豆を食べることで、海外でも体調を維持できるのです。

納豆には植物性たんぱく質やビタミンをはじめとするさまざまな栄養が豊富に含まれていますが、とくに腸内環境を整えるうえでも大切な食品といえます。

昔は、納豆の中に石、黒い大豆などが混じっている場合がありましたが、現在はほとんど異物が入っていません。納豆工場では、使用する大豆をなんと1粒ずつセンサーで自動的に検査し、色などに異常がある場合は、自動ではじく仕組みになっています。

同じ仕組みは、米粒、卵でも活用されています。卵を割ったときに血が混じっていることが少なくなったと思いませんか。

納豆は**凍結させても変質しづらいので、冷凍保存ができます**。ホテルの朝食に出る賞味期限などが書かれていない納豆は、冷凍で保存され、朝解凍されています。

納豆に砂糖を少しだけかけて混ぜてみてください、びっくりするくらいに糸を引きます。た

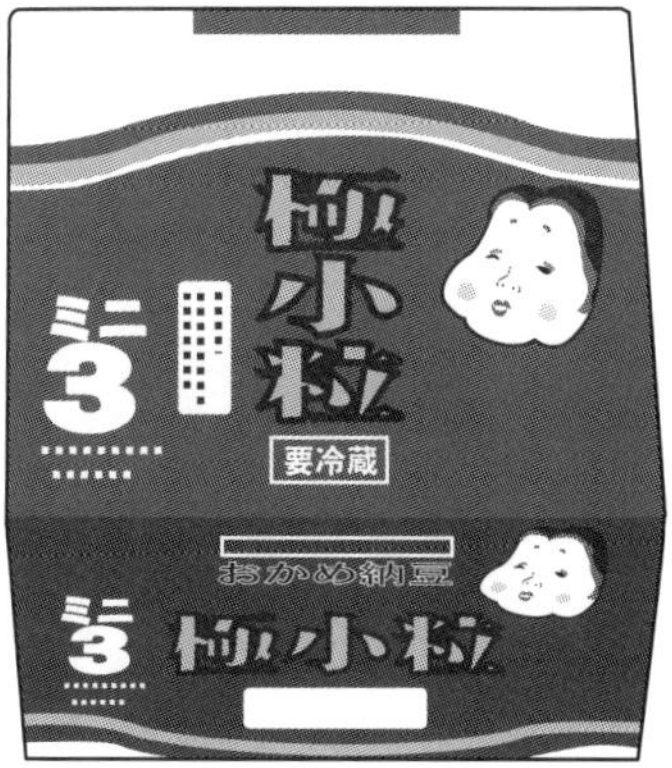

遺伝子組み換えの大豆を使用していないもの、大粒、小粒、ひきわりの好みの大きさのものを選ぶ。冷凍した納豆をレンジで解凍するとまずくなるので自然解凍すること

っぷり糸が出た納豆に、お好みでたれ、醤油をかけてさらに混ぜて食べるとおいしいものです。

体にいいといわれているオリーブオイルなどを加えると、毎朝油もとることができます。

お店に確認しよう

❶ 大粒納豆で、大豆の味が味わえるものはどれ？

❷ 味噌汁に入れておいしい納豆はどれ？

❸ 納豆に合わせておいしい野菜を教えて？

豆腐

充塡豆腐においしいものは少ない

朝食でできたての豆腐が食べられるホテルがあります。定食屋のチェーン店でも厨房《ちゅうぼう》で豆腐をつくり、かつおぶしをけずり、ねぎを添えて出しています。できたての豆腐は温かく、食べると大豆の甘みを感じることができておいしいものです。

豆腐は大豆の搾《しぼ》り汁である豆乳に、にがりなどの凝固《ぎょうこ》剤を加えてつくるものです。

豆腐のおいしさは、豆乳のおいしさです。そして、豆乳のおいしさは大豆のおいしさになります。大豆の味をいかに豆乳に引き出し、豆乳を固めるために使用する凝固剤の味を残さないかが、豆腐屋さんの腕の見せどころだと思います。

売り場には、水分が多くつるんとした「絹ごし」、水分が少なく歯ごたえのある「木綿」、パックにすき間なく豆腐が詰まっている「充塡《じゅうてん》」の3種類の豆腐が並んでいます。

おいしい豆腐を選ぶポイントは、**遺伝子組み換えの大豆を使用せず、凝固剤にグルコノデルタラクトン（GDL）を使用せずに、「にがり」表示のあるもの**を選びます。GDLを使用すると、薄い豆乳でも容易に固めることができ、味のしない豆腐になってしまいます。

また、**充塡豆腐は泡の発生を抑える消泡《しょうほう》剤を使って製造工程を簡単にし、安価にしたもの**ですが、冷や奴で食べると大豆の甘さを感じることなく、単に白い固まり状のものという食感で

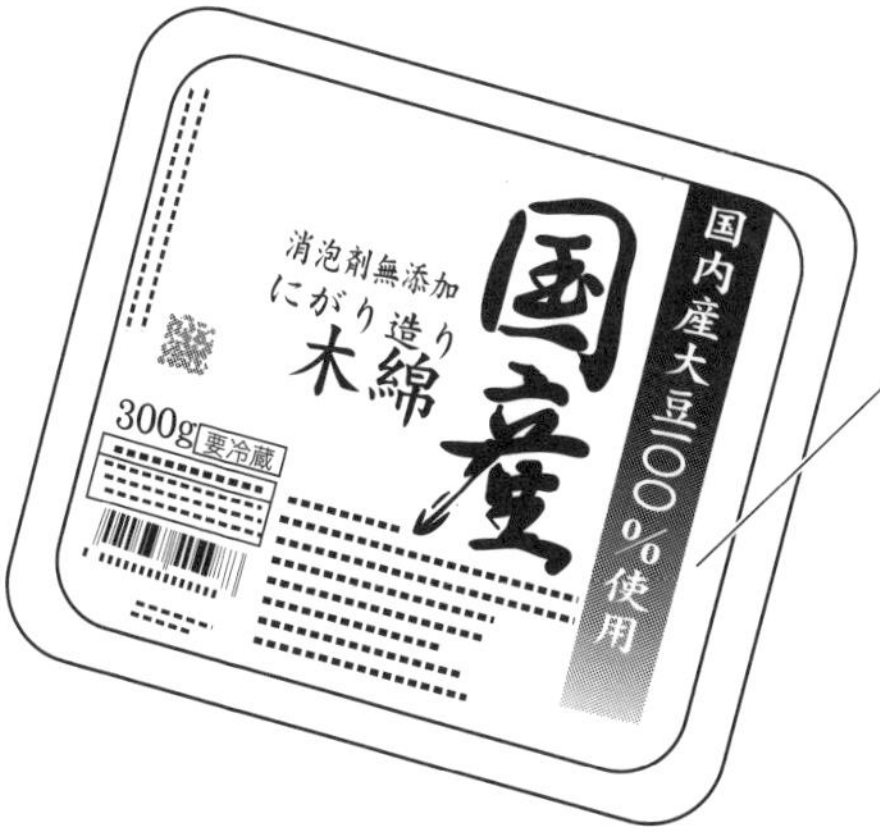
国内産大豆一〇〇%使用
国産
消泡剤無添加
にがり造り
木綿
300g
要冷蔵
国産大豆、にがりを使ったもの

遺伝子組み換えの大豆を使用していないか、凝固剤は何を使用しているか、製造日から何日経過しているか、3日以上日持ちするタイプの豆腐ではないか、を確認

す。おいしい豆腐は**木綿豆腐に多く、充塡豆腐には少ない**でしょう。

とくに、3日以上日持ちする豆腐は、日持ちさせるために、必要以上の加熱をおこなっている可能性があります。

栄養成分表示に注目してください。**100グラムあたりのたんぱく値が高い豆腐のほうがおいしい**ものです。

お店に確認しよう

❶ 冷や奴で食べるときに大豆の風味がするものは？

❷ 麻婆豆腐に合うものはどれ？

❸ 豆腐がつくれる豆乳はある？

油揚げ・がんもどき　にがり使用のものがおすすめ

大きな油揚げ、厚揚げを軽くあぶって、おろしたてのしょうがと醤油で食べることができるお店があれば、私は毎晩通い詰めるくらい油揚げが大好きです。豆腐屋さんで食べた、揚げたての油揚げを軽く焼いたものは、言葉にできないほどのおいしさでした。

油揚げは、豆腐を薄く切り油で揚げたもの（厚く切った豆腐を表面だけ揚げたのは厚揚げ）です。油揚げのおいしさは、豆腐の原料の豆乳の味で決まります。豆乳の濃度が濃く、にがりをほどよく使った油揚げはいやな味がしません。**原材料表示を確認し、「にがり」使用のものを買いましょう。**

油で揚げてある食品ですから、製造から時間がたつと油の酸化臭《さんかしゅう》を感じる場合があります。**おいしい油揚げは、製造から時間がたっていないもの**がおすすめです。

がんもどきは豆腐をくずし、やまいも、しいたけ、にんじん、昆布《こんぶ》、ごぼう、ぎんなんなどを混ぜ込み、丸く成形して油で揚げたものです。

グルタミン酸ソーダなどの添加物（うまみ調味料）が入っているものもありますが、にがり**などの必要な添加物以外は使用していないものがおすすめ**です。がんもどきは煮物に使うことが多いので、煮汁を含んだときの味を邪魔《じゃま》しないためです。

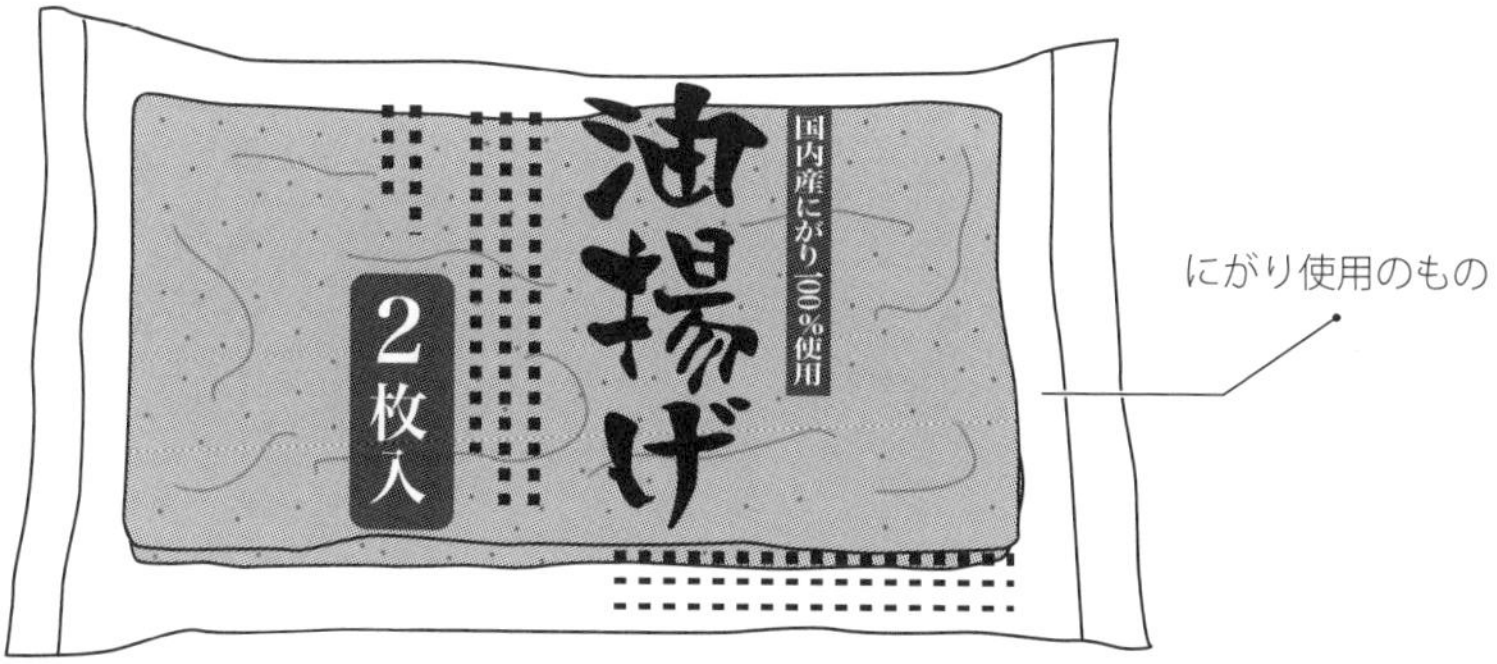

油揚げは揚げ油が酸化する前のものがおいしい。包装することで油のにおいが油揚げの中まで入り込んでしまうので、油抜きのひと手間が大切

がんもどきを煮物に入れる前には、ざるにがんもどきを入れて熱湯をかけるなどの油抜きが必要です。がんもどきの油分を取ることで、煮物が油くさくなるのを防ぎます。**油揚げ、厚揚げなども油抜きをおこなったほうが、料理がおいしくなります。**

お店に確認しよう

❶ いつつくられたもの？
❷ 凝固剤はにがりを使っている？
❸ 焼いて食べてもおいしい？

牛乳

低温殺菌牛乳を試してみては？

牛乳は、生乳《せいにゅう》（牛から搾《しぼ》ったままの乳）を加熱殺菌《さっきん》しただけのものです。水や添加物を混ぜたり、成分を除去することは一切禁じられています。ですから、通常の牛乳には「成分無調整」と書いてあります。逆に、**低脂肪《しぼう》乳（成分調整牛乳）は、牛乳から脂肪分などを除いたもの**のこと。乳脂肪分が少ないので値段も安くなっています。加工乳とは生乳にクリームなどを加えて乳脂肪分を高くしたもの、乳飲料はいわゆるコーヒー牛乳などのことです。

一般に牛乳は乳脂肪分が多いほど、おいしくて高価なイメージがあります。「３・６牛乳」などと表示されているのは、乳脂肪分が３・６％含まれている牛乳という意味です。

牛乳は加熱殺菌する前にホモジナイズといって、牛乳に含まれる脂肪球を、圧力をかけて均質化しています。ホモジナイズしていない牛乳を静置しておくと、クリームラインという脂肪球の層ができてくるからです。**ホモジナイズされたものは搾りたてのものに比べ、風味が損《そこ》なわれ、薄く感じる**ともいわれています。

牛乳は、細菌を殺すために加熱殺菌をおこなわなくてはなりません。一般的な殺菌は、超高温瞬間殺菌（ＵＨＴ法）をおこなっています。殺菌時間が短く生産効率が高いためです。

しかし、ＵＨＴ法では独特の焦《こ》げ臭《しゅう》が生まれてしまうため、ＵＨＴ法以外の**低温殺菌法の牛**

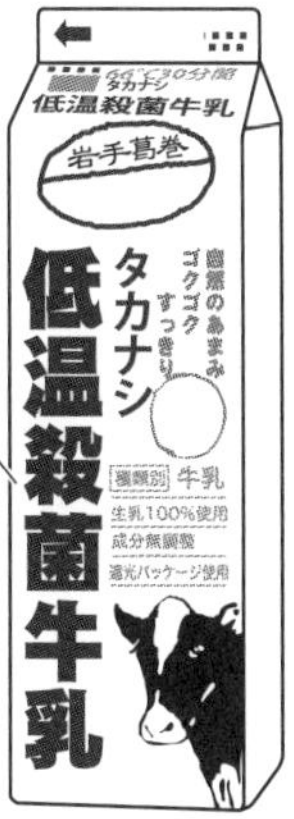

低温殺菌牛乳は日持ちがしないので注意

牛乳は乳脂肪分が多いほど、おいしくて高価なイメージがあるが、製造方法や乳牛の種類などによっても味が変わる。低温殺菌牛乳は日持ちがしないため、「消費期限」が表示されている

乳を求める人も増えてきています。 牛乳の独特の焦げ臭がおいしくないと感じる方は、低温殺菌牛乳を試してみてはいかがでしょう。

裏方情報

日付の新しい牛乳を求めて奥から買うと、賞味期限切れがつねに出ることになる。「廃棄ロス」を減らすためにも手前から買うように発想の転換を。味はたいして変わらない

お店に確認しよう

❶ 焦げ臭のしない牛乳はどれ？
❷ この牛乳はいつつくられたの？
❸ この牛乳はどんな乳牛の乳？

バター　小分けして使えば酸化しない

牛乳は牛から搾乳《さくにゅう》し、製品になります。牛乳の搾乳量と牛乳として販売する量が毎日同じであればいいのですが、搾乳量は牛の体調、季節によって大きく異なります。牛乳を飲む人はたいてい毎日飲むので、搾乳量を不足させるわけにいきません。牛乳として供給する量より、必ず多く生産しなくてはならないのです。

牛乳にならなかった生乳《せいにゅう》はバター、チーズなどの加工品に使用します。バターは生乳の脂肪分を練《ね》り上げるなどして固めてつくられています。

ですから、搾乳量が不足した年は、バターの生産量も少なくなってしまいます。**バターは加工品のように思われますが、農産物と同じように、季節、気候によって生産量が変化してしまうもの**なのです。

とくにケーキが大量に販売される年末にむけて、バターが不足してしまうことがあります。

バターは製造方法によって乳酸発酵《はっこう》させる発酵バターと、発酵させない非発酵バターの2つに大別されます。ヨーロッパなどでは発酵バターが主流ですが、**日本で一般に売られているのは非発酵バター**になります。また、有塩、無塩の違いは塩を入れて保存性を高めたかどうかによるものです。

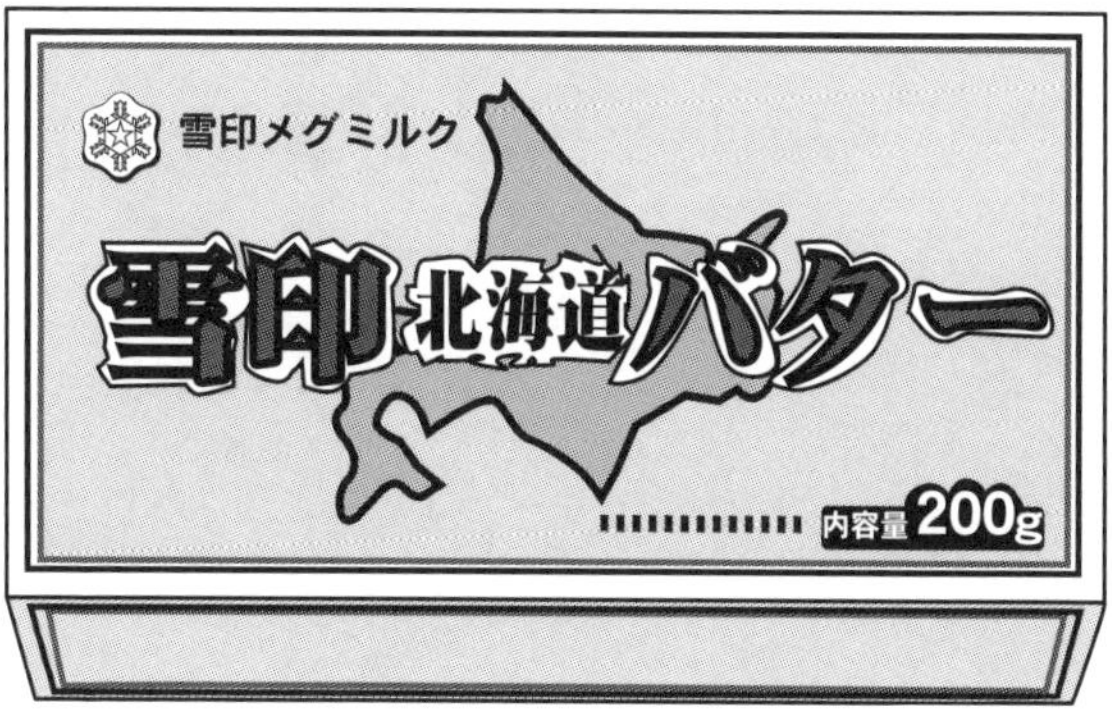

バターの風味は、原料の牛乳の風味。バターの生産国が異なれば風味も異なる。空気にふれていると酸化するので、毎日食べる方はバターを小分けしておき、使う分だけ出すといい

バターは空気に弱く、空気にふれていると脂肪分の酸化が進んでしまいます。また、においが移りやすいので、冷蔵庫で保存する際にはにおいの強いものと離しておきましょう。

裏方情報

日本ではおいしいバターの種類がまだまだ少ない。外国産のおいしいバターを探してみよう

お店に確認しよう

❶ 風味のよいバターはどれ？
❷ 保存方法はどうしたらいい？
❸ 無塩バターは置いてある？

チーズ

チーズフードはチーズの偽物

チーズは、ナチュラルチーズとプロセスチーズの2つに分けられます。

牛など動物の乳に乳酸菌などを加えて発酵《はっこう》させてつくる**ナチュラルチーズは、納豆と同じように発酵が続いています。**「賞味期限内だから大丈夫」と冷蔵庫に入れっぱなしにしておくと、徐々に味が変化していきます。長期間保存し、発酵が進んだものを好む人もいます。

プロセスチーズは、複数のナチュラルチーズを混ぜ合わせ、乳化剤、pH《ペーハー》調整剤などを使用して食感を安定させたものです。加熱処理をしているので**発酵は止まっており、保存がしやすくなっています。**スライスチーズやスモークチーズ、ピザ用チーズがこれに当たります。

このほかに、**日本だけに見られるチーズフードというものがあります。**プロセスチーズ、ナチュラルチーズを溶かして、小麦粉を加え、乳化剤、香料などを混ぜて固めたものです。製品中のチーズの含有量が51％以上あれば、チーズフードと表現することができます。

チーズの含有量が少ないぶん、値段が安いので、ドリア、総菜パン、チーズ加工品などに使われます。が、**いわばチーズの偽物《にせもの》。**水っぽくて薄く、チーズのうまみも風味もありません。

では、チーズの含有量が50％以下の製品は何というでしょうか。原材料表示に「乳等を主要原料とする食品」とあるものがそれです。「とろけるチーズソフト」「ゴルゴンゾーラ風味ソー

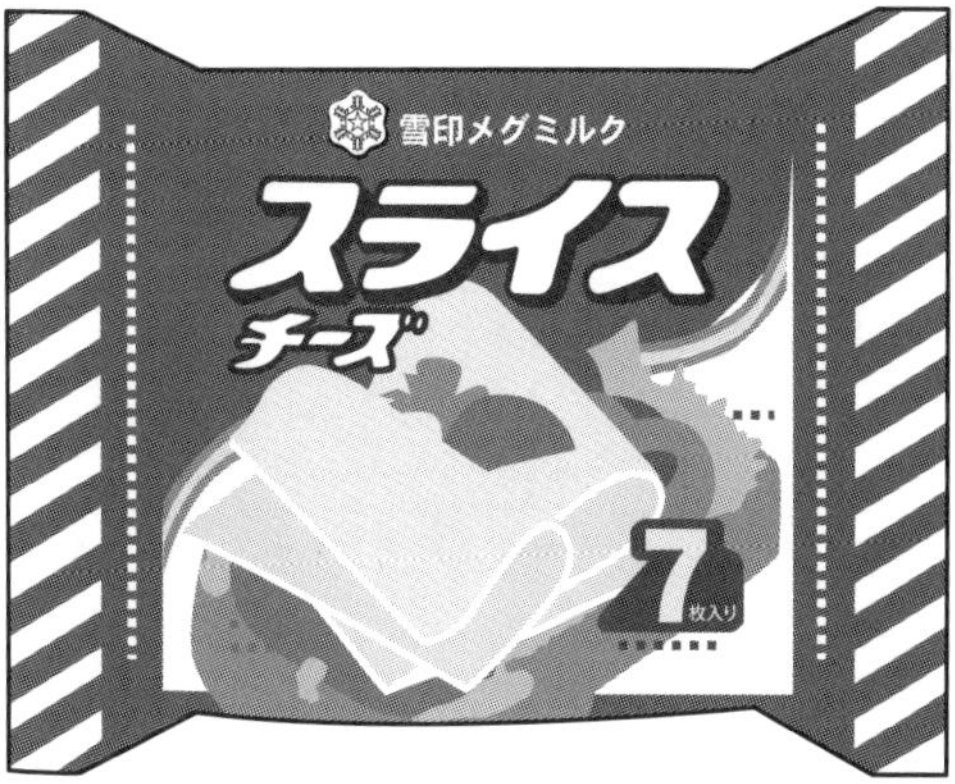

チーズを買うときは表示の種類別のところを見て、ナチュラルチーズ、プロセスチーズ、チーズフード、乳等を主要原料とする食品、のどれかを確認

ス」などの名で、多くは業務用に販売されています。

裏方情報

ナチュラルチーズをカットしたカットチーズが置いてあるお店なら、おいしいチーズが期待できる。ないお店は期待薄

お店に確認しよう

❶チーズフォンデュでおいしいチーズはどれ？
❷赤ワインに合うチーズを教えて
❸パスタにかけておいしいチーズを教えて

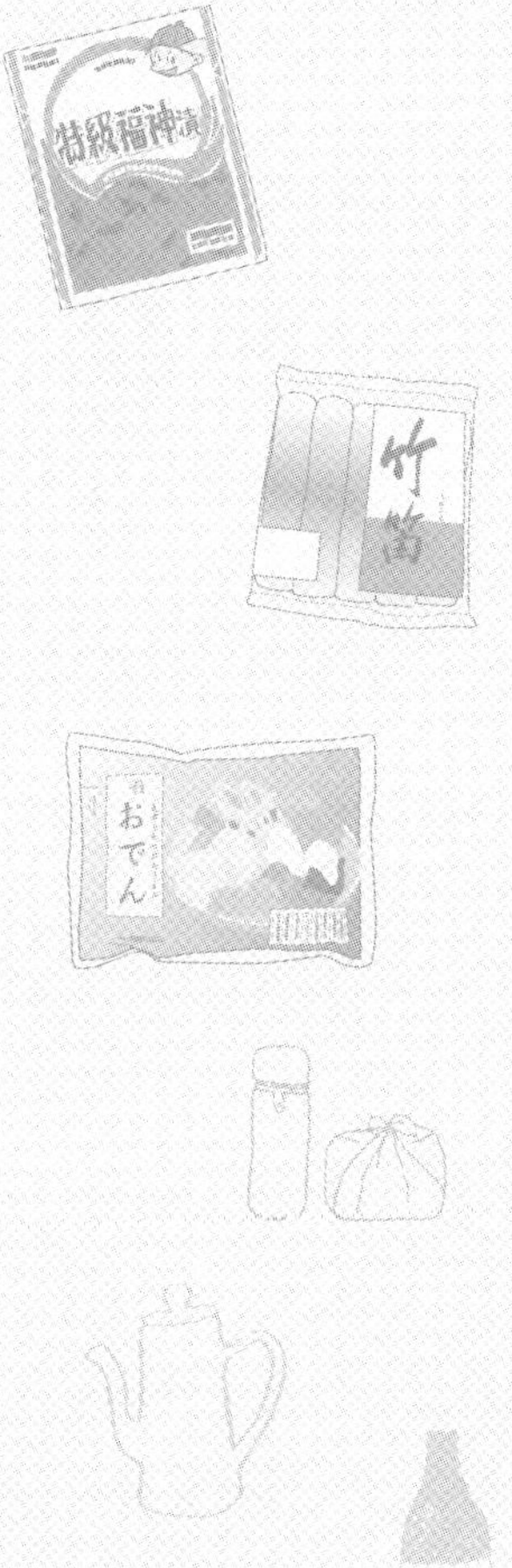

第7章

漬け物・練り物・乾物

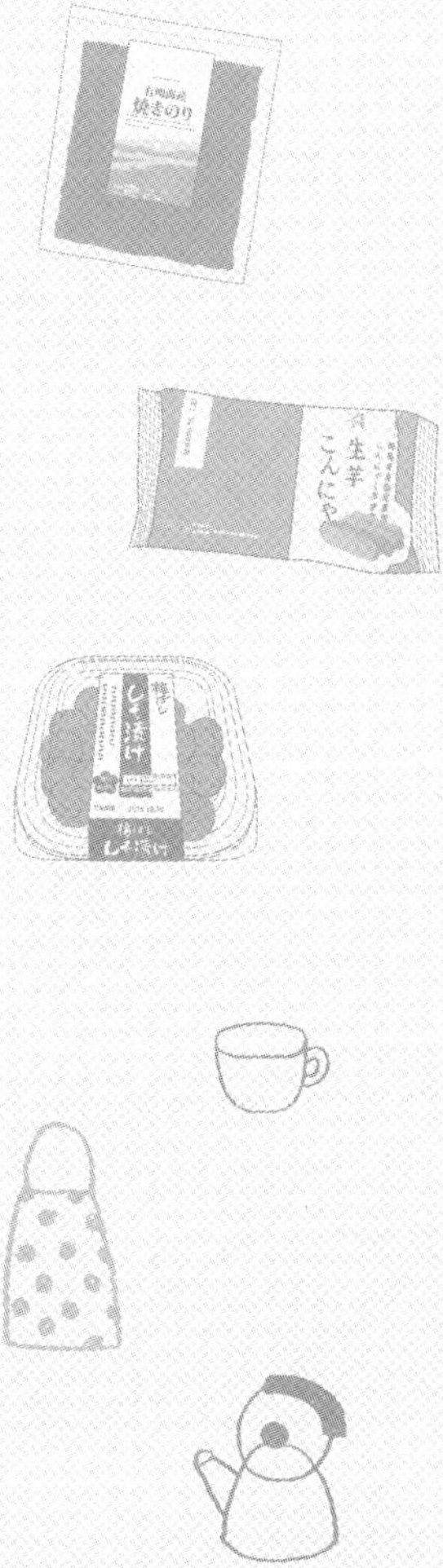

漬け物

配合が少ないものは産地表示なし

漬け物は加工食品の中でも加工度が低いため、使用している原材料の原産国の表示（原料原産地名）が必要になります。主な原材料が国産品の場合は都道府県名などを、輸入品の場合は原産国名などを記載します。「主な原材料」とは、原材料の重量に占める割合の高い農産物または水産物の上位4位（内容重量が３００グラム以下のものにあっては、上位3位）までのもので、かつ、原材料の重量に占める割合が50％以上のものをいいます。

おおざっぱにいうと、**配合が少ないものの原産地表示はしなくてもいい**、ということです。福神漬けの原産地に「中国」と書いてあれば、大根、きゅうりなど材料のすべてが中国産のように思いますが、れんこん、しょうがなど配合の少ないものの原産地は不明です。

ちなみに、**山菜の水煮などの場合、**50％以上使用している山菜の原産国の表示義務はあるものの、**49％配合の山菜については表示義務がなくなります。**

原産地名に「中国」とあれば、中国の大根、きゅうりなどを輸入し、日本で加工しているように思いますが、原材料は中国でカットされ、塩漬けにされてから運ばれてきます。

塩に漬けられているので細菌が増えることはありません。とはいえ、**流通現場では、日本に運ばれてきてから漬け物工場で実際に加工するまでに数年以上たっている場合もあります。**

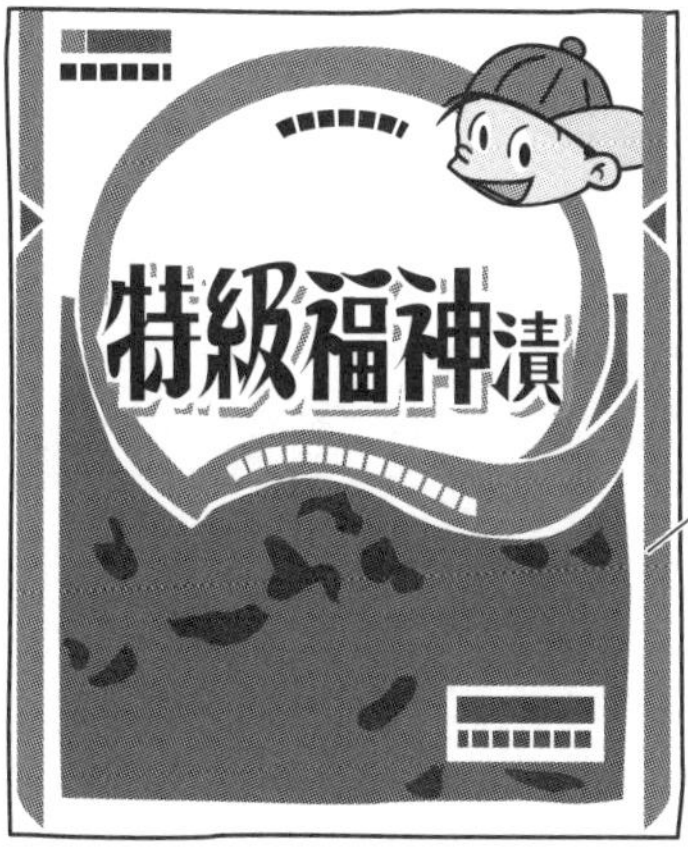

配合が少ない原材料の原産地は表示されない

漬け物を購入するときには、使用している原材料の産地表示をよく見て、納得して購入すべき。塩分控えめか、保存料使用か、なども考えて

また、漬け物には、合成着色料の黄色5号、赤色102号、保存料のソルビン酸などが使用されているものもあります。

裏方情報

中国で漬け物の元の塩漬けをつくっているのは工場ではなく、農家の軒下《のきした》。容器が野ざらしになっていることも多い

お店に確認しよう

❶ 国産の野菜でつくられているものは？
❷ 保存料を使用していないものはどれ？
❸ 合成着色料を使用していないものは？

梅干し

調味梅干しには腐敗防止効果なし

みなさんは梅干しを漬けたことがありますか。私は子どもが弁当を毎日持っていく高校時代は、自分で漬けた梅干しを持たせていました。梅干しは、一度漬けてみると案外簡単なので、大切な子どものお弁当には、手づくりの本物の梅干しを入れたいものです。

塩分をとりすぎると体に悪いという風潮から、いまは減塩梅干しが売り場のほとんどを占めていますが、表示を確認すると「調味梅干し」「調味梅漬け」と書いてあります。

調味梅干しは、20%の塩分で漬けた梅干しを、水で洗い塩分を抜いて、糖分、アミノ酸などの調味料を加えて食べやすい味にしたものです。昔ながらの梅干しは、何年でも常温保存できるのに対し、**調味梅干しは塩分が少ないため保存性がわるく、開封後は冷蔵庫で保存する必要があります。**

調味梅干しは、中国産の梅の実を中国で梅干しの状態まで製造し、日本で調味梅干しに加工しているものがほとんどです。中国で梅干しを漬けているのは工場ではなく、ほとんどが農家の軒下《のきした》。それらが大きなたるに入って船で運ばれてきますが、すぐ倉庫に入らず雨ざらし状態になっているものもあります。これらを考えると、**調味梅干しをスーパーで買うのはおすすめできません。**

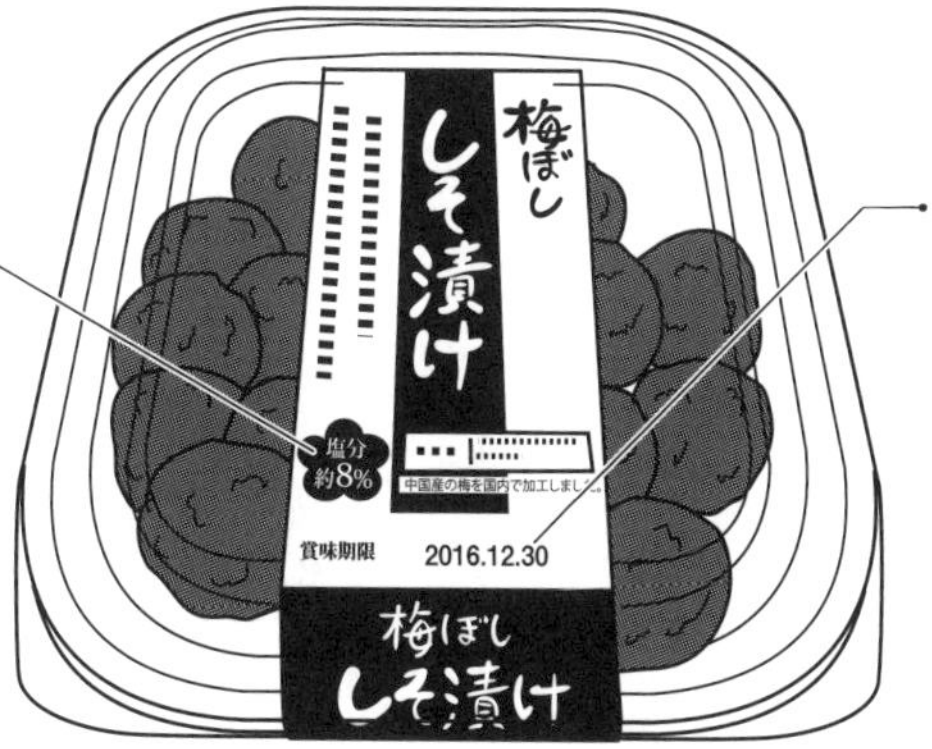
塩分濃度が低いので腐敗防止効果は低い
調味梅干しはほとんど中国製。おすすめできない
梅ぼし
しそ漬け
塩分
約8%
中国産の梅を国内で加工しました。
賞味期限
2016.12.30
梅ぼし
しそ漬け

梅干しを買うときは名称のところに「梅干し」とだけ表示してあるものを選ぶ。「調味梅干し」「調味梅漬け」と表示してあるものは、本来の梅干しではない

弁当箱に梅干しを入れるとわるくなるのを防ぐといわれますが、**腐敗防止の効果は、塩分濃度の低い調味梅干しでは期待できません。**クエン酸の含有量も低いので、疲れをとる効果も低くなります。

お店に確認しよう

❶梅と塩だけでできている梅干しはどれ？

❷冷蔵庫に入れなくても保存できる梅干しは？

❸塩辛さを感じない梅干しはどれ？

こんにゃく

精粉と生芋の2種類ある

こんにゃくはこんにゃく芋《いも》からつくられています。こんにゃく芋は小さな種芋からじゃがいもと同じように育てます。じゃがいもと異なるのは、じゃがいもは1年で収穫できますが、こんにゃく芋は原料として使用できる大きさになるまでには、3年から4年かかります。

こんにゃく芋を出荷している農家では、自宅用にこんにゃくをつくっている方がいます。こんにゃく芋を小さくきざみ、ミキサーにかけて煮込み、炭酸ソーダを入れて固めることで簡単につくることができます。手づくりのできたてこんにゃくを刺身でいただくと、本当においしいものです。

このような**生《なま》のこんにゃく芋だけでつくったものを生芋《なまいも》こんにゃくといいます。売り場に並んでいるものに多いのは、こんにゃく芋をいったん粉状（精粉）にしてからつくられたこんにゃくです。精粉こんにゃくより生芋こんにゃくのほうがおいしいと思います。**

こんにゃくには黒い色のものと白い色のものがあります。こんにゃく芋の精粉を使うと白いこんにゃくになり、生芋を使った場合は芋の皮が入ってしまうため、黒っぽくなります。

最近の黒こんにゃくは精粉を使ったものが多いのですが、昔からのつくり方を見慣れている地方では白いこんにゃくがあまり好まれなかったため、生芋からつくるこんにゃくに似せるよ

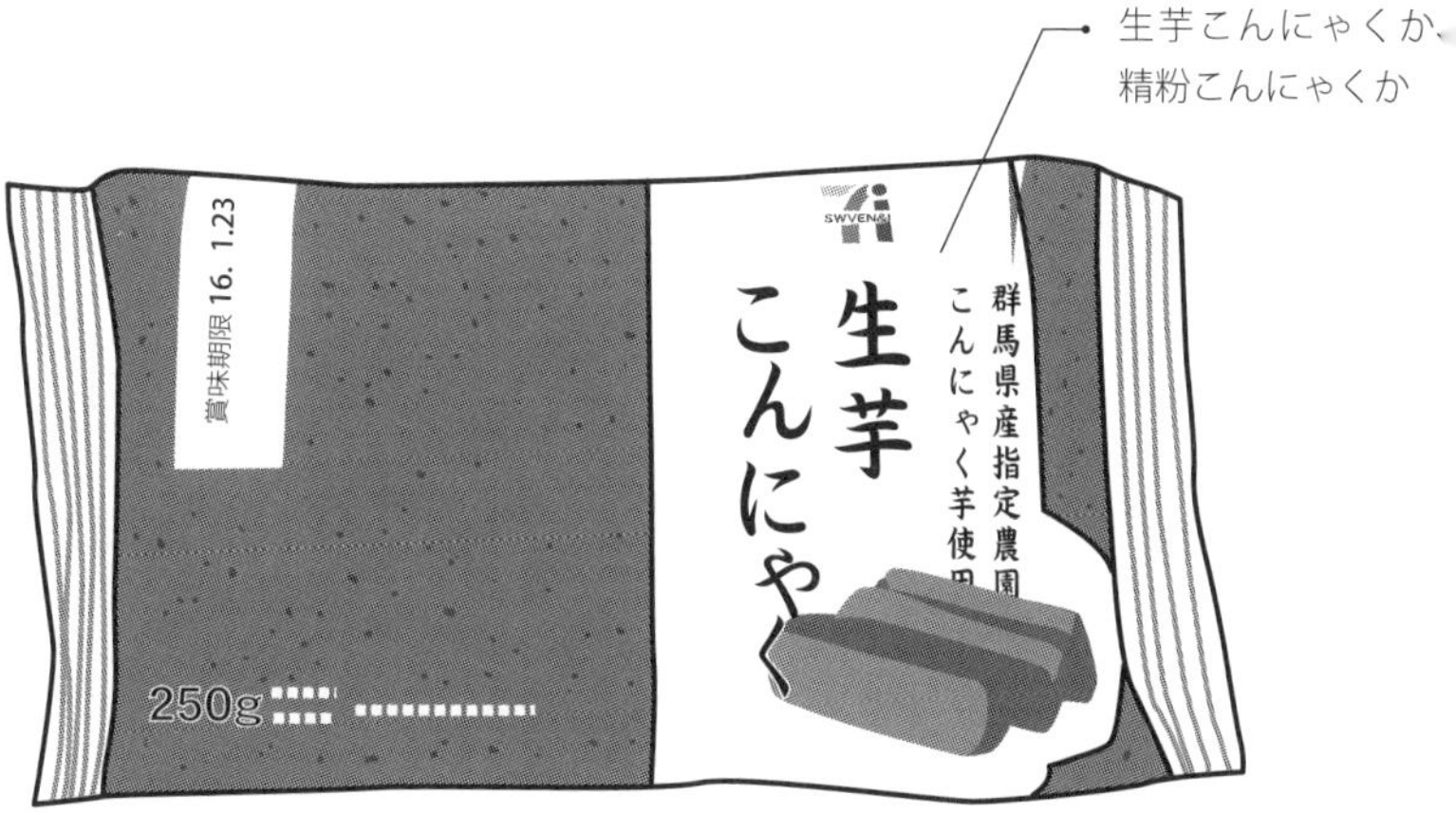

こんにゃく芋だけからつくられたのが生芋こんにゃくで黒い色をしている。精粉を使ったこんにゃくでも、黒い色をしたものがあるので要注意

うに、ひじきなどの海藻の粉末でわざわざ色をつけています。

こんにゃくは水がほとんどで栄養がないように思えますが、カロリーが低く、食物繊維、カルシウムが含まれています。

お店に確認しよう

❶生芋を使ったものはある？
❷刺身でおいしいものはどれ？
❸おでんでおいしいものはどれ？

かまぼこ　正月用は秋ごろつくられている

お正月以外は食卓に上る回数が減ってきたかまぼこですが、私は、解凍したマグロよりもかまぼこのほうがおいしいと思います。板わさと日本酒は本当によく合うものです。

かまぼこは魚のすり身でできています。魚を三枚におろしてすり身をつくり、板の上に乗せて蒸し上げれば完成です。製造方法が単純な製品ですので、かまぼこの味、食感は魚の種類、すり身の製造方法で決まってしまいます。

スケソウダラ、タイ、グチなどの魚が主に使用されています。生の新鮮な魚からすり身をつくると、プリプリの食感のおいしいかまぼこができあがります。船上すり身といわれる、とった魚を船の上で加工しすぐにすり身にしたものがこの製造方法に当たります。

一般的なかまぼこに使われているのは陸上すり身といわれ、スケソウダラ、ホッケ、イトヨリダイ、タイ、アジ、イカなどをいったん陸揚げしてから、工場ですり身に加工します。

かまぼこがいちばん売れるのはおせち料理用の年末です。かまぼこメーカーは**10月くらいからお正月用のかまぼこを製造し、冷凍して年末を待ちます。**賞味期限は、解凍後の賞味期限をすでに打っているのです。

冷凍し解凍したかまぼこはボソボソして、通常のものよりも食感が劣《おと》ります。お正月にしか

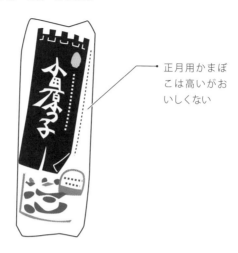

おいしいかまぼこを選ぶには、製品を冷凍させていないことが大切。お正月用のかまぼこは解凍品なので、本来より味が落ちている

かまぼこを食べない人は、本来の味よりおいしくないものを食べているのです。

お正月用のかまぼこは、1000円以上するものがほとんどです。スーパーの売り場で買うときは、**「このかまぼこは、できてから凍らせていませんか」**と必ず確認してください。

お店に確認しよう

❶すり身はどんな魚を使っているの？
❷商品ができてから凍らせていない？
❸すり身は、どこでつくられたもの？

ちくわ　リン酸塩は表示されないこと多し

ちくわは、かまぼこと同じく魚のすり身からつくる練《ね》り製品で、中心に焼き目のついた生食用ちくわと、斑点《はんてん》状に焼き色がついている煮込み用ちくわがあります。

そのまま食べる生食用ちくわには、食感をよくするためにでんぷんなどが配合されています。おでんなどに入っている煮込み用ちくわは、煮崩れせず、煮汁の味が染みこみやすいように、でんぷんが多く配合されています。

生で食べるちくわのおいしさは、なんといってもプリプリの食感。あの食感は、使っているすり身の質によるところが大きくなります。すり身にはスケソウダラなどとった魚を船の上ですぐにすり身にした「船上すり身」と、とった魚を港に陸揚げし、陸上の工場ですり身にした「陸上すり身」とがあります。

船上すり身を使うとプリプリ感がよくなり、陸上すり身を使うと価格が安くなります。

練り製品が名産の地方では、新鮮な魚をさばいてすぐにすり身にして加工しているところもあり、切り身に塩を加えてすり身にしただけでおいしいちくわができあがります。

ちくわは、さっぱりしていて、かまぼこよりもすり身本来の味が味わえるため、サラダ、酢の物には欠かせない一品です。

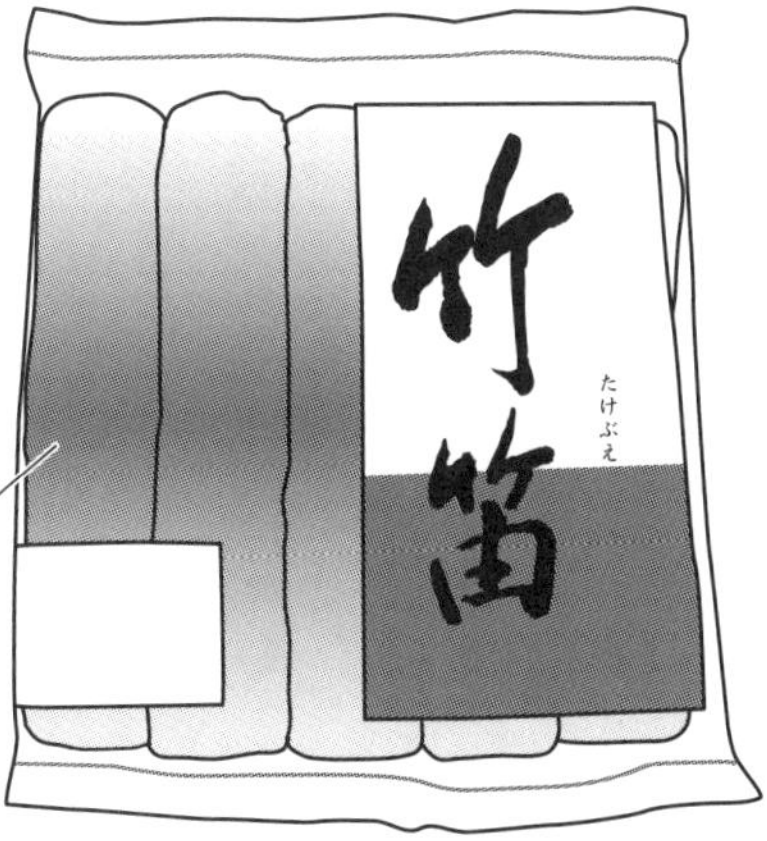

表示になくてもリン酸塩が使われていることが多い

生で食べておいしいちくわは、でんぷん、加工でんぷん、卵などを使用していないものがおすすめ

かまぼこ業界では、**すり身を加工するときに使用しているリン酸塩は、ちくわに表示しない場合が多くあります。**リン酸塩が気になる人は表示だけでなく、メーカーに使用していないかどうか確認したほうがよいでしょう。

お店に確認しよう

❶ 生で食べるときにおいしいちくわは？
❷ このちくわのすり身の魚種は何？
❸ リン酸塩は入っていない？

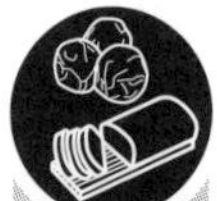

おでんの具セット

チルドものがおすすめ

練り物が少しずついろいろ入っているおでんの具材セットは便利なものです。さらに出汁《だし》や味付き卵もついて、温めるだけで食べられるセットもあります。出汁を取る手間、卵を茹《ゆ》でて殻《から》をむいて味をつける手間を考えると非常に便利なものです。

出汁や卵が入っているパックには、**冷蔵販売されているものと常温販売されているものの2種類があります。**冷蔵販売のものは、具材と出汁を入れ、80度程度の低い温度で加熱処理されています。加熱はされていますが、冷蔵で保存する必要があります。コンビニのおでん具材も低温で加熱されているものが多いです。

常温販売のおでんセットは、１２０度で4分以上のレトルト殺菌がされています。缶詰などの保存食として保存するぶんには便利な食品ですが、**高温で殺菌しているため、卵などは卵白がかたくなり、おいしく食べることはできません。**

出汁の味に満足できるのであれば、**チルド販売されているおでんのセットがおすすめ**です。練り物、昆布《こんぶ》などが中心の、出汁の入っていないセットも販売されています。スーパーの売り場に並んでいるものには、消費期限が4日程度のものが多いのですが、**工場でセットがつくられていったん冷凍されたものを、スーパーで解凍して売っている場合があります。**

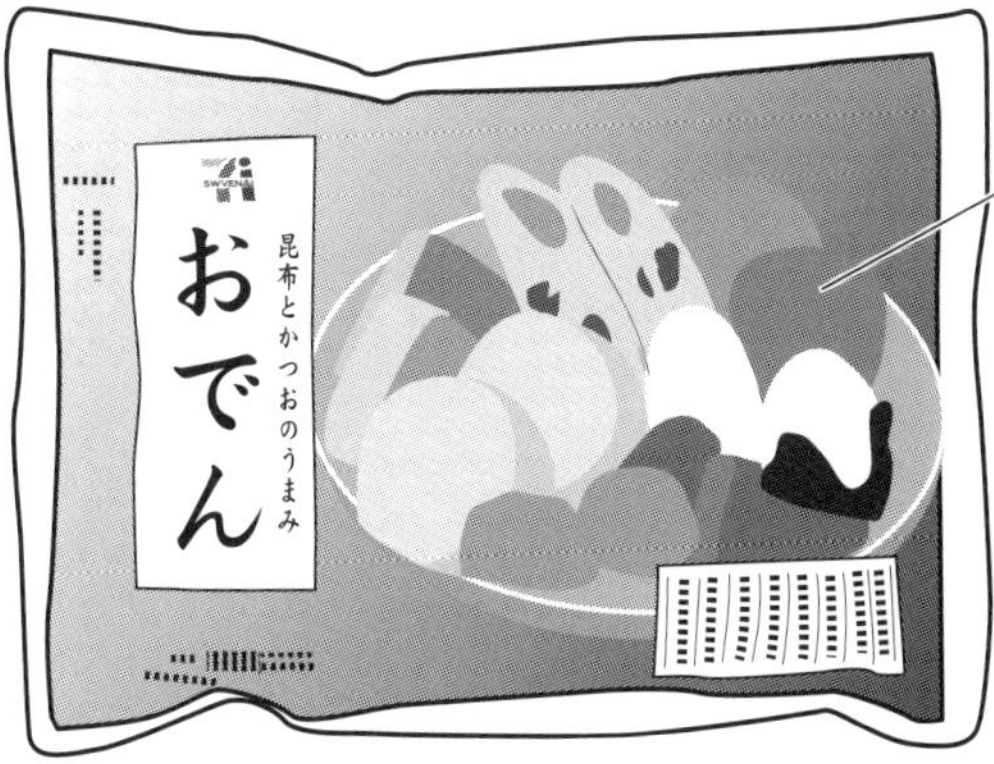
昆布とかつおのうまみ
おでん
常温よりチルド品のほうがおいしい

味付き卵の入ったおでんセットは、冷蔵販売されているものを買ったほうがおいしい。常温販売されている卵は白身がかたくておいしくない

練り物は、製造してから冷凍されていないもののほうが、おいしく食べることができます。セットものの練り物が一度も冷凍されていないかどうか、ぜひ質問してみてください。

お店に確認しよう

❶ この味付き卵はやわらかい？
❷ 練り物は解凍して販売していない？
❸ どんな味か教えて

のり

乾しのりは格別なおいしさ

家庭でののりの消費量はどんどん減ってきています。いまのりを食べる機会は、コンビニのおにぎりがいちばん多いでしょう。

市販されているのりは養殖《ようしょく》されたもので、海から採った生《なま》のりをよく洗浄した後に細かく裁断し、四角く成型して漉《す》き、乾燥させます。ここまでが有明《ありあけ》などのりの産地でおこなわれます。この段階ののりを「乾しのり」といいます。

ちなみに**のりは冬に育つので冬が旬。11月頃から出回るものが「新のり」**といわれます。

乾燥されたのりは、競《せ》りにかけられ、のりの加工業者に引き取られます。加工業者は、仕入れたのりを焼き、使用するサイズにカットし包装して、「焼きのり」として出荷します。スーパーに並んでいるものはたいてい焼きのりです。コンビニのおにぎり用ののりは、この段階で包装フィルムの中に入れられます。

のりは湿気に弱く、しけると風味が落ちるので、密閉容器に入れて冷蔵庫などで保存します。

「味付けのり」は、焼きのりに醤油、化学調味料で味をつけたものです。子どもにのり本来の味を食べさせるためには、味付けのりではなく焼きのりがおすすめです。

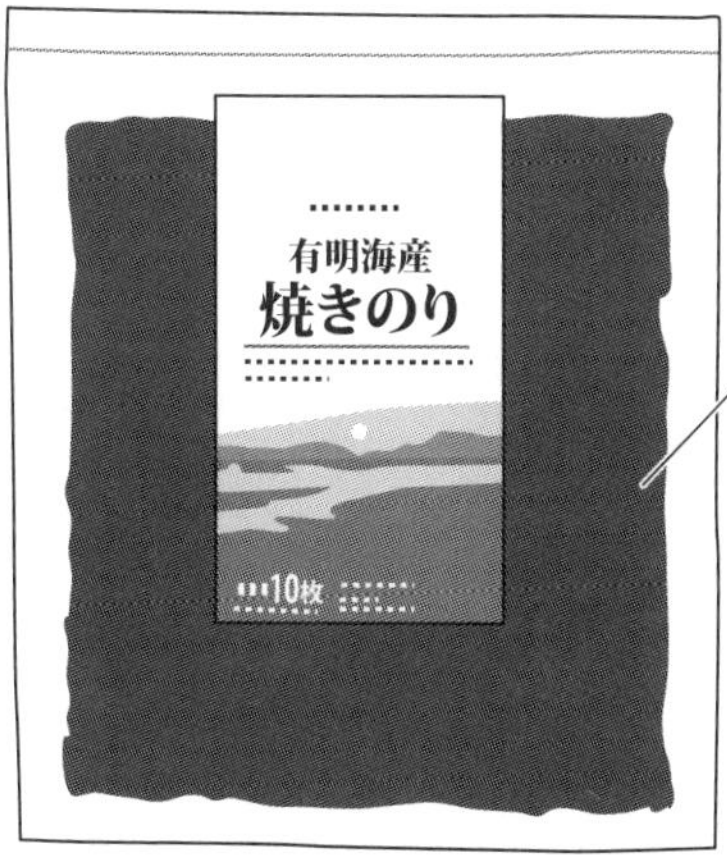
有明海産
焼きのり
10枚
スーパーで売っているのはたいてい焼きのり

手巻き寿司のときは、のりを軽くあぶってから巻くと、風味が増してよりおいしい。のりはつるつるが表、ざらざらが裏となる

のりを食べる直前に焼く（あぶる）と、のり本来の香りをより楽しむことができます。焼きのりもおいしくなりますが、**乾しのりを焼くと、家庭での手巻き寿司が忘れられない味になる**こと間違いなしです。

お店に確認しよう

❶ 乾しのりは売ってる？
❷ 手巻き寿司でおいしいのりはどれ？
❸ のりの表と裏どちらか教えて

ごま　色によって栄養価は変わらない

ごまの種類には、白ごま、黒ごま、金ごまがあります。私は普通の白ごまが好きで、毎日食べています。**色の違いは、品種の違いによるもので、栄養価にそれほどの違いはありません**が、テニスなどの激しい運動をしたあとは、ごまを食べるとふくらはぎがつらないといわれているのを聞くと、ごまの力を信じようとつい思います。

ごまの加工品として、炒《い》りごま、すりごまのほかに、洗いごま（収穫したごまを洗って乾燥させただけの、生のごま。炒って使う）、練《ね》りごま（ペースト状になったもの）などがあります。

ごまは生のままでは食べられないので、まず炒ることが調理の基本になります。私は炒りごまを買って、使うたびにすり鉢ですって食べることをおすすめします。すり鉢でごまをすっていると、だんだん油分が出てきて香ばしい香りがしてきます。**食べる直前にすることで、炒りごまの状態よりうまみも香りも増し、消化吸収もよくなります。**すりこぎは山椒《さんしょう》の木を使うと香りがいいといわれています。

そば屋さんに行くと手回しのごますり器（ミル）がありますが、すり鉢ですったほうがはるかにいい香りがします。

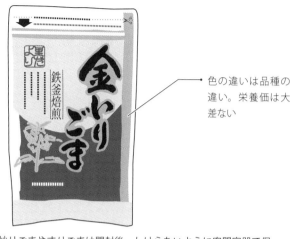

パック入りの炒りごまやすりごまは開封後、しけらないように密閉容器で保存。ごまをするときは、一度に使いきる量にしておく

ごまは99・9％が輸入品で、主な産地はトルコ、エジプト、中国など。産地にこだわるよりも、炒ってからの鮮度にこだわったほうがおいしく食べられます。

お店に確認しよう

❶香りのいいごまはどれ？
❷しけらない保存方法はある？
❸炒りたてのものはどれ？

第8章

主食・菓子

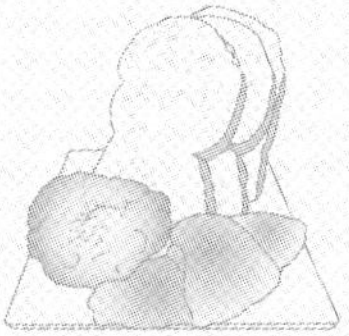
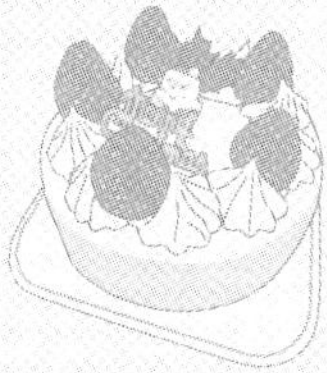
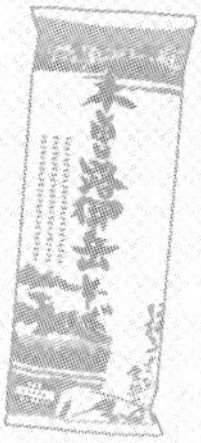
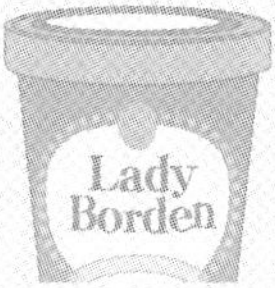

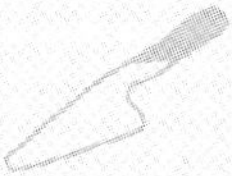
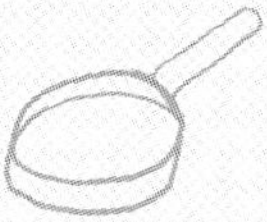
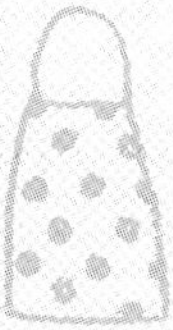
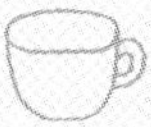
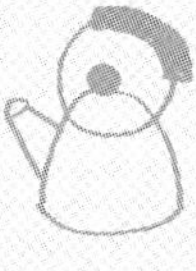
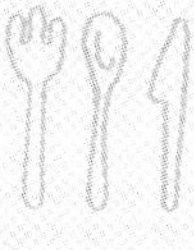

米

精米から1ヵ月以内に食べきるのが理想

スーパーでお米を買うとき、精米日を確認していますか？　牛乳などは陳列棚の奥のほうに手を入れて、消費期限の先のものを探して購入する方がいます。比較的長期保存できそうなイメージのあるお米ですが、やはり牛乳や野菜と同じように鮮度が大切。**おいしいのは精米して1ヵ月以内**です。

お米は精米から日数がたつと、ぬかくさい味がするようになります。空気にふれることで米の表面の脂質《ししつ》が酸化すると、いやなにおいがしたり味もわるくなってしまうのです。また、お米は周囲のにおいも吸収しやすく、湿度が高いと虫やカビも発生しやすいので、保存には注意が必要です。

スーパーで買うときは精米日が新しいものを買いましょう。スーパーはお客さんが取りやすいように新しいものを上に置いておくべきです。お米は重いので、下のほうから掘り出して新しいものを買うのは大人でも簡単にはできないからです。

そして精米から2週間以上経過したお米は、値引きをおこない、1ヵ月以上経過したものは、店頭に置くべきではないと思います。精米日から日数が経過しても、すぐ食べる方は問題がないので、値引きで売り切ることが必要なのです。こうしたところに、スーパーの姿勢があ

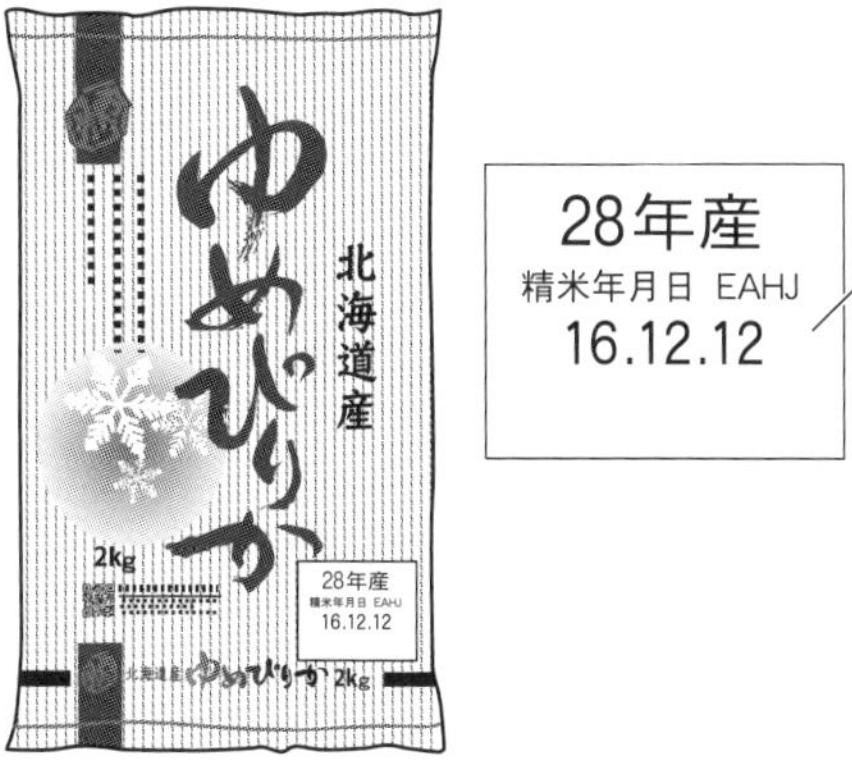

お米は精米して1ヵ月以内に食べきることが大切。安いからといって買いすぎない。密閉容器に入れて、冷蔵庫の野菜室で保存すると少し長持ちする

らわれると思います。

お米売り場に米粒が落ちていることがあります。注意深く床面を見ると、鼠《ねずみ》の糞《ふん》などがありませんか。**米粒が落ちているのは売り場のお米を鼠が食べている証拠**です。

裏方情報

コシヒカリなど表示と異なる品種を混ぜて売っている表示違反を見つけるため、米のDNA判定がさかんになっている

お店に確認しよう

❶ 精米してから何日までおいしく食べられる？
❷ お寿司にはどのお米がおいしい？
❸ もちもちした食感のお米はどれ？

乾《かん》麺《めん》　商品名の地名と産地が違うことも

秋田の稲庭《いなにわ》うどん、長崎の島原素麺《そうめん》、五島うどんなど、各地方で特徴のある乾麺《かんめん》が製造されています。そうした地名がついた商品でも、小麦粉や塩など**麺の材料すべてがその地方でつくられたわけではなく、表示されている製造場所がその地方であるだけ**というものがほとんどです。たとえば、アメリカ産の小麦粉を使用して島原で素麺をつくっても、島原素麺になります。

一方、「北海道産小麦使用」と表示してあるうどんは、使用している小麦粉がすべて北海道産でなくてはなりません。北海道産小麦が小麦粉の20％を占めているのであれば、「北海道産小麦使用」と同じ文字の大きさで「20％使用」と、商品名と同じ面に記載されなければなりません。表面に「北海道産小麦使用」、裏面には「20％使用」という表示方法ではいけないのです。

乾麺のそばを買うときは、原材料表示をよく確認しましょう。原材料表示は、使用している原材料を多い順に記載することが法律で決められています。表示が「そば粉、小麦粉」の順番になっているものは、そば粉の使用量がいちばん多いそばですが、**表示が「小麦粉、そば粉」の順になっているものは、そば粉より小麦粉のほうが多いそば**です。残念ながら、**日本ではそ**

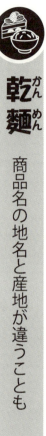

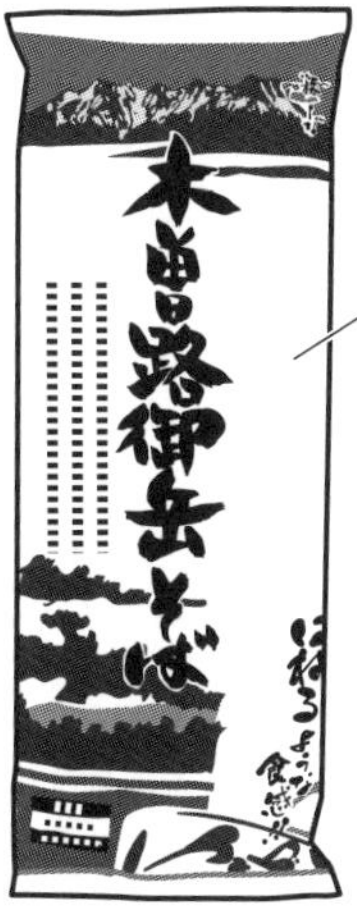
木曽路御岳そば
原材料表示が「そば粉、小麦粉」の順になっているか

地名がついている乾麺でも、原材料の産地がその地名とは限らない。表面に配合率の書いていないものは、表示されている産地の小麦粉を100%使用している

ば粉が3割以上配合されていれば「そば」として販売できるのです。

そばの色のついたうどんではなく、おいしいそばを食べたいときには、原材料表示に注意しましょう。

裏方情報

乾麺のそばで原材料表示が小麦粉、そば粉の順になっているものは、そばではなくうどんである

お店に確認しよう

❶ そばの味のする乾麺のそばはどれ？
❷ 茹で時間の早い乾麺はどれ？
❸ 煮崩れしない乾麺はどれ？

パン

冷凍生地は添加物などを使用

パン屋さんは「あさ　いちばんはやいのは　パンやのおじさん」と子どもの歌にも歌われるくらい、朝早くから仕事を始めるようです。家の近くに毎朝焼きたてのパンが並ぶお店があったら、買いにいきたくなりますね。

ホテルの中には「毎朝焼いています」と表示が出ているところもありますが、食べてみると妙に油を感じたり、甘すぎたりすることがあります。スーパーにある焼きたてパンのお店も、油の味を感じたことがありませんか。

焼きたてのパン屋さんも、大きく2つのお店に分けることができます。**仕入れた冷凍のパン生地を使ってそれを焼いているだけのお店と、材料の粉を混ぜるところから焼くまですべてを手づくりするお店。**同じ系列のスーパーでも、中に入っているパン屋さんが異なれば、製造方法は同じとは限らないので注意が必要です。

パンの冷凍生地は食パン、フランスパン、クロワッサン、総菜パンなどさまざまなものがあります。冷凍生地を使っているお店は、入荷してきた冷凍生地を丸めて、オーブンに入れるだけで焼きたてパンができるので、人手がかからずいろいろな種類のパンがつくれます。

パン生地を冷凍しても味や食感が変わらないようにするため、**本来なら使わないはずの添加**

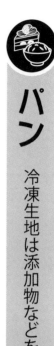

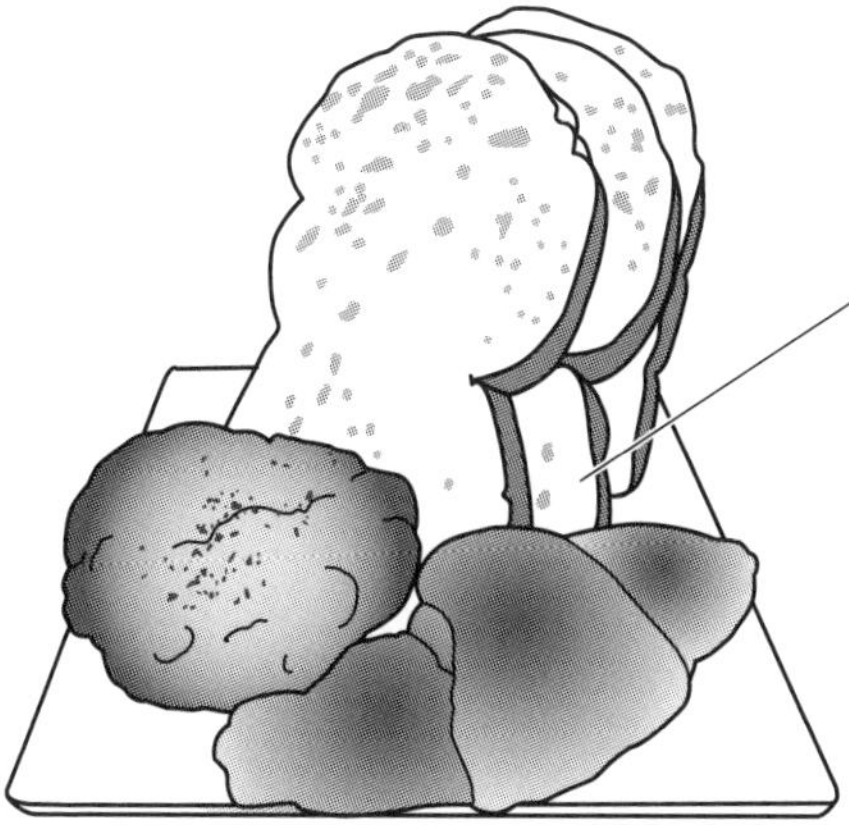

パン売り場の厨房を覗いて、小麦粉を混ぜてパン生地をつくるミキサーがあれば、粉から製造している店（すべてのパンがそうとは限らないので、必ず質問すること）

物、糖類、油類を使用しています。焼いた直後はおいしく感じますが、時間がたつと油の味がするようになります。

私は小麦粉の素直な味が好きなので、粉からつくっているパン屋さんのパンが好みです。

お店に確認しよう

❶ このパンはいつ焼いたもの？
❷ 焼きたて食パンは売っている？
❸ このパンは粉からつくっている？

アイスクリーム

霜取り時に溶けている可能性あり

年々夏が暑くなってきているような気がします。アイスクリームを食べないと体が持たないような暑さの日もありますね。

暑くなりはじめのころは乳固形分の多いアイスがおいしく感じますが、30度を超えると、乳固形分の含まれていない氷菓《ひょうか》がおいしく感じられます。

アイスクリーム類の添加物を気にされる方がいますが、嗜《し》好品《こうひん》のアイスはおいしく食べられればよいのではないでしょうか。

アイスクリーム類には賞味期限などの日付が記載されていません。一部の商品には日付がありますが、ほとんどのものはロット番号が記載されているだけです。**マイナス18度以下でカチカチに冷凍保存されていれば、細菌《さいきん》は増えず、腐敗や変質することはありません。**

しかし、販売しているスーパーなどの管理状況が悪いと、一度溶けてしまったものが再凍結した状態で売られている可能性があります。

アイスクリームがふたのない販売ケースで売られている場合、ロードライン（積荷限界線）という線を超えて積んである商品は溶けてしまっている可能性があります。**カップアイスの両端をかるく押さえてみて、つぶれるようであれば溶けています。**

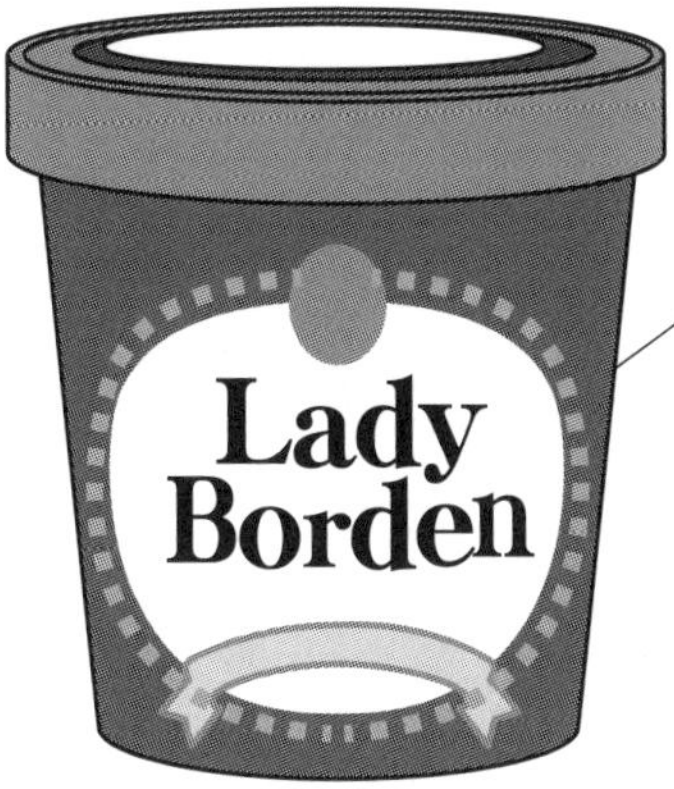
Lady Borden
両端をかるく押してつぶれるものは一度溶けている

ロードラインを守り、よく売れているお店で買うこと。家庭の冷凍庫ではおいしく保存できる期間は１ヵ月以内。買いだめはおすすめできない

再凍結したアイスクリームはおいしくないので、ロードラインを超えて商品を陳列販売しているお店には、必ず声に出して注意することが必要です。

裏方情報

売り場のショーケースは霜取りのために1日1回、夜中に電源を切っているが、そのときに商品が溶けている可能性あり

お店に確認しよう

❶このアイスはいつ入荷したもの？
❷保存温度は何度が適温？
❸持ち帰り用のドライアイスはある？

クリスマスケーキ

数ヵ月前につくられた冷凍ケーキ

クリスマスの時期には、日本中が一斉にクリスマスケーキを食べます。一般的な日本のクリスマスケーキは、土台となるスポンジケーキを焼いて、クリームを塗り、イチゴやチョコレートなどを飾り付けてつくられます。日本中の食卓に上るためには、ケーキ工場は大量のクリスマスケーキをつくらねばなりません。とても通常の生産体制では不可能です。

大きなケーキ工場では、**クリスマスの数ヵ月前からスポンジを焼いて、クリームを塗るところまでをすませ、冷凍庫で保存しておく**のです。ケーキの土台を冷凍保存しておくことで安定した生産ができるので、製造コストも下がります。

冷凍庫を持たない町の小さなケーキ屋さんは、クリスマスが近づくと徹夜でケーキをつくりつづけます。しかし、徹夜で作業しても普段の数倍くらいしかつくれません。

冷凍されていたケーキと、徹夜でつくったケーキ。もし店頭でその2種類が並んでいても、現物を見ただけでは見分けがつきません。冷凍して大量生産したケーキには、どこにも「凍結してありました」とは表示されず、解凍されて、果物などがトッピングされてから売り場に並ぶからです。

年に一度くらいしかケーキを食べないとしたら、**クリスマスの時期はいちばんおいしく感じ**

大手メーカーのものは冷凍保存しておいた可能性あり

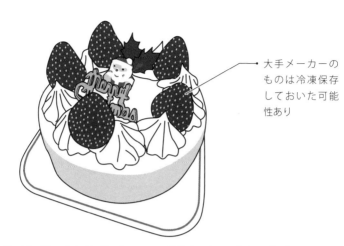

スポンジの間にイチゴなどの生フルーツが挟まったケーキを選ぶ。生フルーツは冷凍できないため、果物とクリームだけはおいしく食べられる

られない冷凍ケーキを食べることになるのです。

お正月のおせち料理、とくに正月用のかまぼこについても同じことが起きています。

お店に確認しよう

❶ 一度も冷凍されていないケーキはある？
❷ 牛乳だけでできたクリームのものは？
❸ 子ども向けにお酒を使ってないものは？

第9章

冷凍・レトルト・インスタント食品

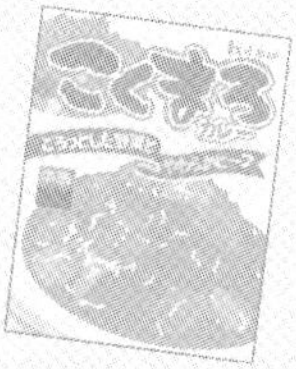

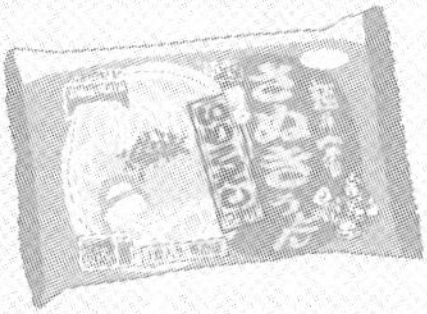

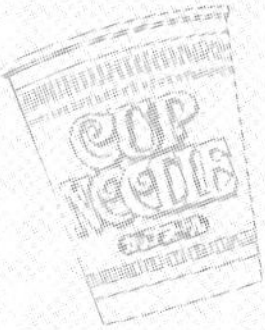

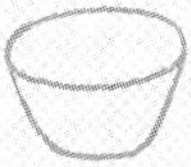

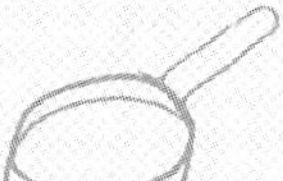

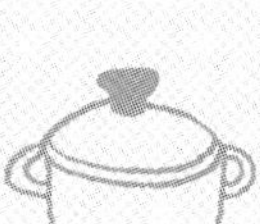

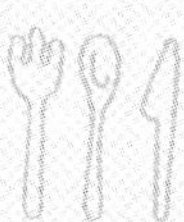

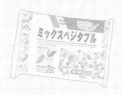

冷凍食品

溶けてしまった商品を買わない

スーパーは定期的に特売をおこなっている店が多いです。「月曜は○○の日、火曜は××の日」「毎月8のつく日は何％引き」などがあります。とくに冷凍食品は、「毎月第3土曜日、日曜日は半額の日」などと宣伝しています。

しかし、冷凍食品を定例的に大幅値引きして販売することは、2013年に消費者庁が複数の小売チェーンに対し、実体のない「メーカー希望小売価格」や「通常価格」をもとに割引率を設定していたなどとして、行政指導をおこないました。つまり、わざと価格を高めにして割引率を多く見せるのはダメ、ということです。**通常価格で販売している実績が一定期間ないと、本来は「半額」などの表示はおこなえない**のです。

冷凍食品の販売が特売日だけにしぼられてしまうと、商品管理上でもさまざまな問題が発生します。半額日に大量に売るためには、大量の仕入れをおこなわなくてはなりません。大量に入荷した冷凍食品を保管しておく冷凍庫、商品を品出しする作業者も不足することになります。

バックヤードの冷凍庫が不足し、売り場の床に冷凍食品の入った段ボール箱を放置している店をたくさん見てきました。室温の売り場の床に置けば溶けてしまいます。**一度溶けてしまった冷凍食品は、再び凍結させてもおいしく食べることはできません。**チャーハンなどは、お米

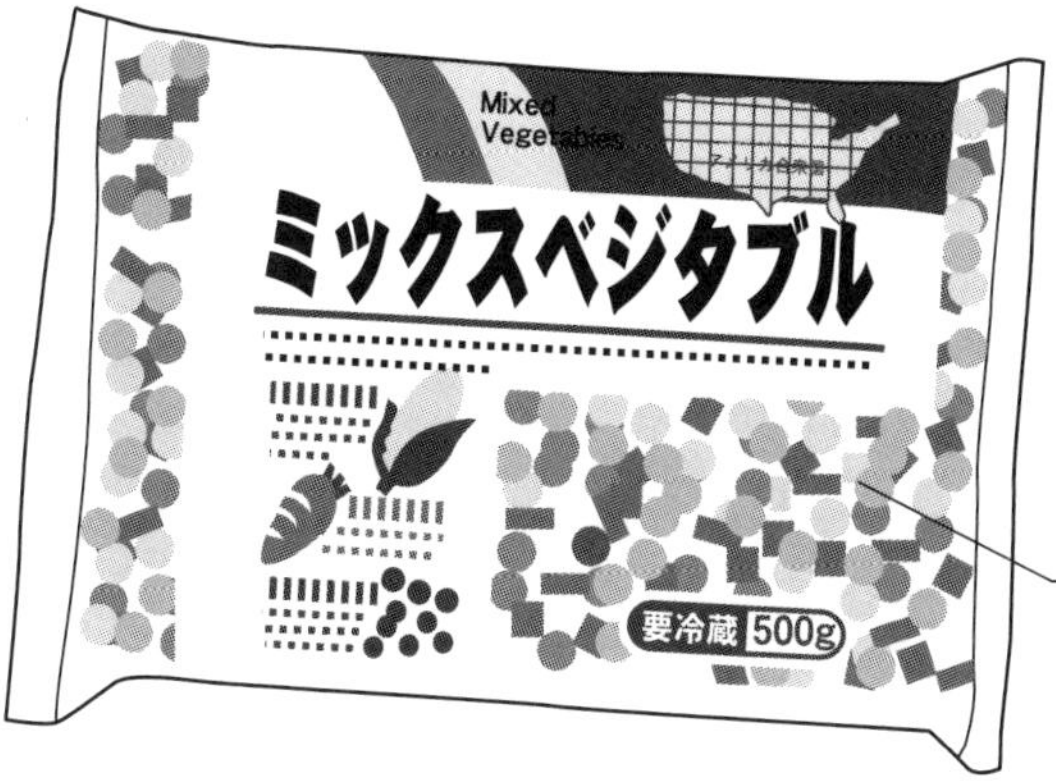
Mixed Vegetables
ミックスベジタブル
要冷蔵 500g
塊があるものは一度溶けて再凍結した可能性あり

冷凍食品売り場の温度管理を確認してから買う。チャーハンや冷凍野菜などに袋の外から触れて塊がある場合は、一度溶けて再凍結したもの

が塊《かたまり》になってしまって、売り物にならなくなってしまうのです。温度管理がしっかりされているかの確認が必要です。

裏方情報

冷凍用のショーケースは1日1回、夜中に電源を切って霜取りするため、溶けないようトビラ付きの密閉型が増えている

お店に確認しよう

❶ この冷凍食品の通常の販売価格と期間は？
❷（室温放置されている冷凍食品を見たら）いつから放置されているの？
❸ 今度の半額セールはいつ？

冷凍うどん

個食タイプがおすすめ

ご飯を炊くのが面倒なとき、急にお腹が空いたときに、冷凍庫にうどんを常備しておくと便利なものです。

特売の生《なま》うどんを購入して、家庭の冷凍庫で凍結させておく手もありますが、冷凍うどんのほうがコシがありおいしいものです。冷凍してコシが出るような粉の配合を研究した成果です。

家庭での冷凍保存は1ヵ月が限度です。1カ月を過ぎると、袋の中に霜《しも》がつく場合があるので注意が必要です。

スーパーの売り場では、**商品がカチカチに凍っていて、袋の中に霜がついていないもの**を選び、1カ月で食べきれる量を購入しましょう。3食入り、5食入りなどがありますが、1人で食べることが多ければ、多少割高でも**1食食べきりの個食タイプがおすすめ**です。

冷凍うどんは一度でも自然解凍してしまうと、めん全体に水分が行き渡ってしまい元の状態に戻すことができません。**再冷凍しても、決して釜《かま》あげ直後のような食感を再現することはできません。**

煮る時間を短くするためには、鍋に入れる前に電子レンジで軽く温めておくと調理時間が短

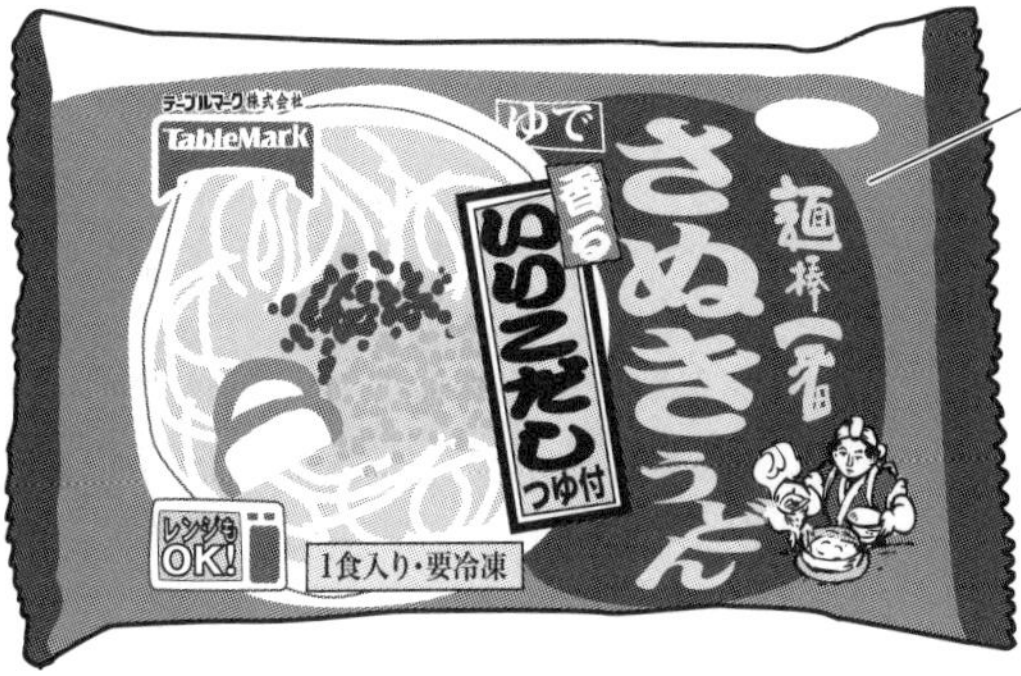

解凍を避けるため1食食べきりの個食タイプがおすすめ

冷凍うどんは、いったん解凍したら再冷凍しても元のおいしさは戻らない。1ヵ月以内で食べきれる量を購入し、霜がつく前に食べきる

くなります。

冷凍うどんは、最近とてもおいしくなり、とくにコシが出てきました。乾麺《かんめん》よりもすこし高価になりますが、茹《ゆ》でる手間なく鍋物にも使えるなど非常に重宝《ちょうほう》します。

非常時にもお湯を沸《わ》かすことができれば、おいしく食べられるので、冷凍庫の中に家族の人数分を常備されることをおすすめします。

お店に確認しよう

❶ カレーうどんでおいしいのはどれ？
❷ 鍋に入れて煮くずれしないものはどれ？
❸ うどんに合う出汁を教えて

レトルト食品

保存料なし、長期保存可で安心

レトルト（retort）とは、もともと蒸留釜《じょうりゅうがま》という化学用語です。レトルトパウチ（袋状）やトレイで密封された商品を高温高圧で殺菌しているため、**常温で長期保存しても細菌が繁《はん》殖《しょく》する心配はありません。**

食品衛生法によって**保存料、殺菌料の使用が禁止されています**し、真空状態で処理されるため**ビタミンなどの栄養成分の損失が少ないなど、レトルト食品は安全な食品**といえます。

レトルトご飯には、高温高圧のレトルト殺菌ではなく、窒素《ちっそ》などのガス充塡《じゅうてん》をおこない長期保存できるように加工されたものもあります。レトルト殺菌をおこなうと独特のアルミが焦《こ》げたようなにおい（レトルト臭《しゅう》）がするものがありますので、気になる方はガス置換の商品を選ぶことをおすすめします。

レトルト食品の3分の1がカレーになりますが、カレー、牛丼の具などであればレトルト臭が気にならないからです。

単身世帯が増えている時代、食べたいときに「チン」して食べることのできるレトルトご飯はなくてはならないものになりました。また、腎臓《じんぞう》病などでたんぱく質を制限している方向けに、レトルトの「低たんぱくご飯」もあります。病気の症状に応じた食品はこれから必要な商

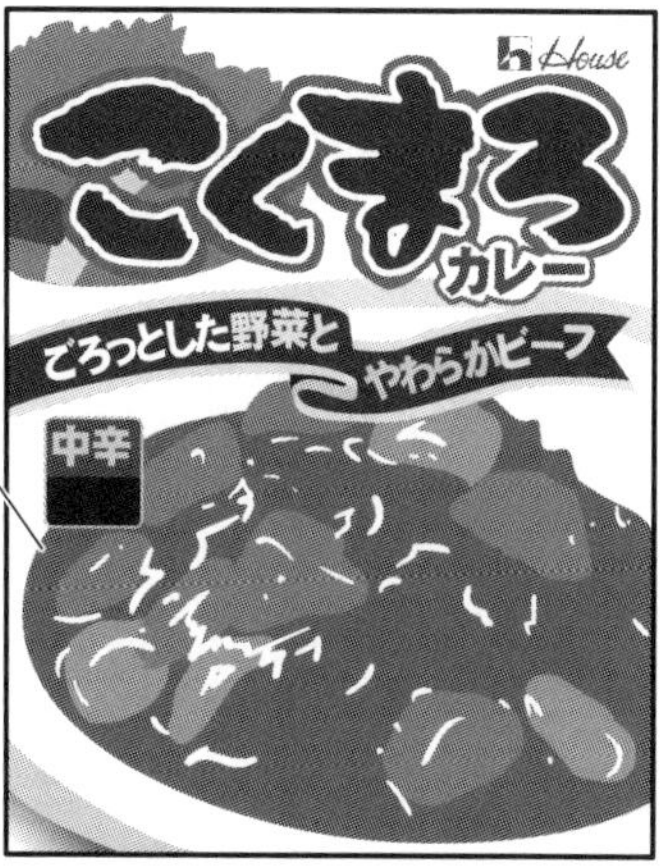
House
こくまろ
カレー
ごろっとした野菜と
やわらかビーフ
中辛
保存料、殺菌料は使われていない
ビタミンの損失も少ない

災害時の保存食としてレトルト食品は必須。大量購入する前に試食し、におい、味を確認しておく。レトルト臭が気になる人は、とくにご飯を要確認

品です。
レトルト食品と同じ包装形態でも、10度以下のチルド保存の必要な製品もあります。買う方が間違わないように、製品の表面に「要冷蔵」の表示が義務づけられています。

お店に確認しよう

❶おいしいご飯はどれ？
❷レトルト臭のしないカレーは？
❸長期間保管できるおかずはどれ？

インスタントラーメン　日当たり、高温を避ける

添加物などが気になる方は、インスタントラーメンには手を出さないかもしれません。私もカップタイプのラーメンはここ数年食べていませんが、非常食、備蓄食にインスタントラーメンは必須アイテムだと思います。

インスタントラーメンは、乾麺のもの、生麺のもの、カップに入ったもの、室温販売のもの、チルド販売のものなどいろいろな種類のものがたくさんあります。

嗜好品と割り切って買う場合はいいのですが、昼食用などによく購入して食べる場合には、カロリー、塩分に注意が必要です。

塩分値ではなくナトリウム表示している商品がまだまだありますが、**塩分値はナトリウム表示の2・54倍になるので、塩分に注意して選ぶことが大切**です。

しかし、いつ行っても行列で入ることができないラーメン屋さんの味が楽しめるインスタントラーメンは、嗜好品としてはすばらしい商品だと私は思っています。

スーパーの倉庫で鼠《ねずみ》の被害が多いのが、お米とビニール袋に入ったラーメンです。段ボール箱に入っていても、なぜかにおいをかぎつけて鼠が食べてしまいます。**もし売り場に細かいラーメン袋のゴミが落ちていれば、それは鼠がかじった証拠**です。

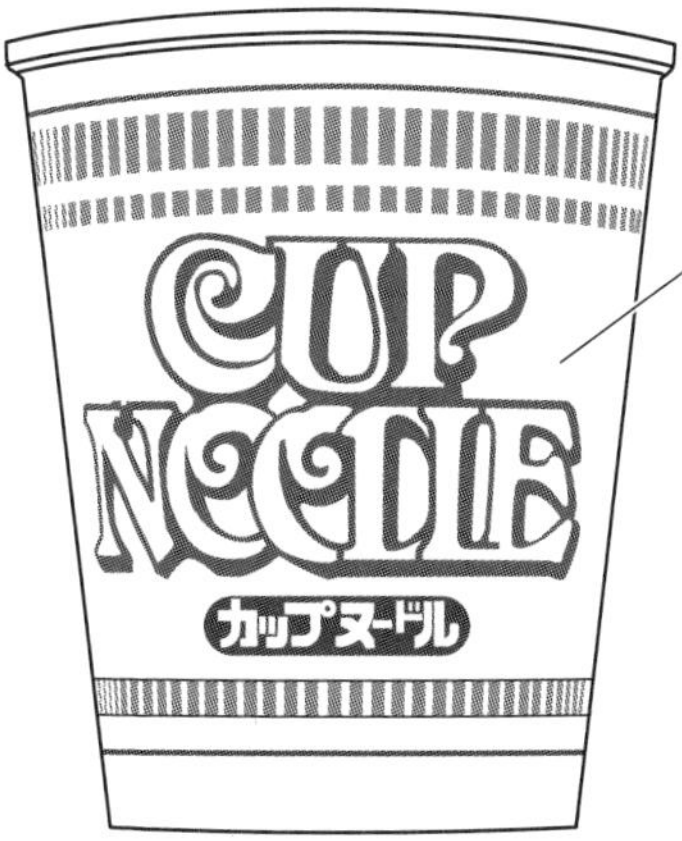

油で揚げているラーメンは日光、高温に弱いので注意

「ナトリウムの値＝塩分値」ではない。ナトリウム値の 2.54 倍が塩分値になるので、要注意。日に当たると酸化するので要注意

スーパーの特売時、屋外の直射日光の当たる場所で販売している場合がありますが、**油で揚げているラーメンなどは、日光、高温に非常に弱い商品**です。揚げ油が酸化してしまい、最悪の場合は食べたとたんに下痢《げり》をしてしまいます。

お店に確認しよう

❶おすすめのラーメンはどれ？
❷新商品でおいしいのはどれ？
❸いちばん売れているものはどれ？

参考文献

渡部俊三著『果物の博物学』講談社ブルーバックス
内田悟著『青果店「築地御厨」直伝 野菜の選び方、扱い方。』マーブルトロン
丹野清志著、藤田智監修『「四季を味わう」ニッポンの野菜』玄光社ムック
中村靖彦著『種子は世界を変える』農村統計協会
藤田智著『キュウリのトゲはなぜ消えたのか』学研新書
青葉高著『野菜の博物学』講談社ブルーバックス
徳江千代子監修『賞味期限がわかる本』宝島社
『おいしい食べ方いけない食べ方』TJムック
『スーパーマーケットの便利帖』晋遊舎ムック
板木利隆監修『からだにおいしい野菜の便利帳』高橋書店

そのほか、各企業のHPを参考にしました。また、ツイッター、フェイスブックなどで私が書き込んだ内容に対するコメントも参考にさせていただいています。コメントをお寄せくださった方、本当にありがとうございます。

著者略歴

一九五八年、北海道に生まれる。食品安全教育研究所代表。帯広畜産大学を卒業後、大手ハムメーカー、コンビニエンスストア向け総菜工場、大手卵メーカー、大手スーパー、大手コンビニエンスストア、配送流通センターなどさまざまな食の現場で、食品の製造・開発、品質管理、厨房衛生管理の仕事にたずさわる。「作る・運ぶ・売る」のすべての現場の裏をよく知る食品のプロ。

著書には『「外食の裏側」を見抜くプロの全スキル、教えます。』『スーパーの裏側』(以上、東洋経済新報社)、『ビジュアル図解 食品工場のしくみ』(同文舘出版)、『激安食品が30年後の日本を滅ぼす!』(辰巳出版)、『〝食の安全〟はどこまで信用できるのか』(アスキー新書)などがある。

スーパーで買《か》っていい食品《しょくひん》 買《か》ってはダメな食品《しょくひん》

——食《しょく》の現場《げんば》のホントのところがわかる本《ほん》

二〇一六年一二月一一日 第一刷発行
二〇一七年 一 月 六 日 第二刷発行

著者 河岸宏和《かわぎしひろかず》

発行者 古屋信吾

発行所 株式会社さくら舎 http://www.sakurasha.com
東京都千代田区富士見一-二-一一 〒一〇二-〇〇七一
電話 営業 〇三-五二一一-六五三三 FAX 〇三-五二一一-六四八一
編集 〇三-五二一一-六四八〇 振替 〇〇一九〇-八-四〇二〇六〇

装丁 アルビレオ

本文組版 朝日メディアインターナショナル株式会社

印刷・製本 中央精版印刷株式会社

©2016 Hirokazu Kawagishi Printed in Japan

ISBN978-4-86581-079-0

本書の全部または一部の複写・複製・転訳載および磁気または光記録媒体への入力等を禁じます。これらの許諾については小社までご照会ください。

落丁本・乱丁本は購入書店名を明記のうえ、小社にお送りください。送料は小社負担にてお取り替えいたします。なお、この本の内容についてのお問い合わせは編集部あてにお願いいたします。

定価はカバーに表示してあります。

さくら舎の好評既刊

堀本裕樹＋ねこまき（ミューズワーク）

ねこのほそみち
春夏秋冬にゃー

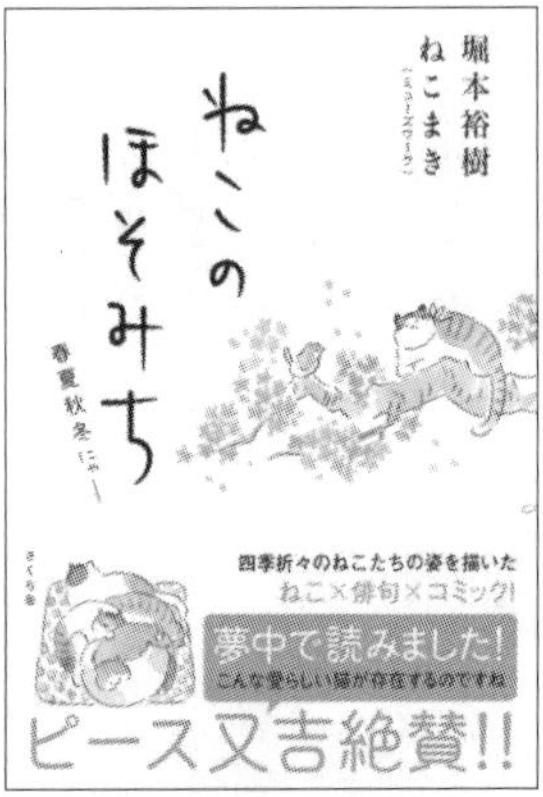

ピース又吉絶賛!!　ねこと俳句の可愛い日常！
四季折々のねこたちを描いたねこ俳句×コミック。どこから読んでもほっこり癒されます！

1400円（＋税）

定価は変更することがあります。